Ludwig · Annecke · Löbring · Kretschmer
Der große TRIAS-Ratgeber
Parkinson-Krankheit

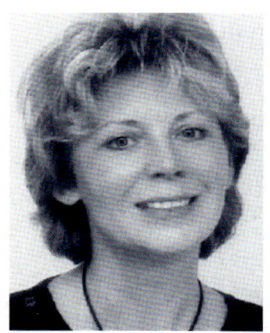

Dr. med. Evelyn Ludwig ist Ärztin für Neurologie und Psychiatrie. Sie blickt auf eine mehr als 15-jährige klinische Zusammenarbeit mit Frau Dipl.-Psych. Renate Annecke in der Paracelsus-Elena-Klinik in Kassel zurück. Ihr Wissen über Parkinson-Syndrome hat sie in zahlreichen Fachvorträgen für Patienten und Ärzte im In- und Ausland sowie in einer Reihe von Publikationen weitergegeben. Die Paracelsus-Elena-Klinik, Zentrum für Parkinson-Syndrome und Bewegungsstörungen, ist die älteste deutsche Behandlungsstätte für Parkinson-Kranke.

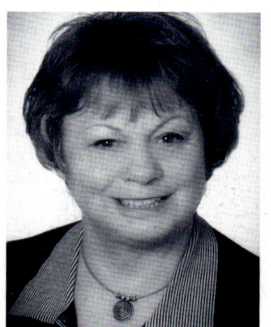

Renate Annecke ist Diplom-Psychologin und psychologische Psychotherapeutin und seit 17 Jahren in der Paracelsus-Elena-Klinik tätig. Ihr Aufgabengebiet umfasst dort u. a. psychotherapeutische Gespräche bei Depressionen und Ängsten, Beratung zu Krankheitsbewältigung, veränderter Lebenssituation und Paarbeziehung sowie Testung und Beratung zu kognitiven Defiziten. Frau Annecke ist Mitglied und Koordinatorin des psychologischen Beirats der Deutschen Parkinson-Vereinigung e. V. (dPV). Bundesweit ist sie bei Treffen und Seminaren der dPV als Referentin zu Themen wie Depressionen, Ängsten, Demenz, Problemen in Beruf, Partnerschaft und Sexualität sowie Krankheitsbewältigung tätig.

Frau Elke Löbring ist Gymnastiklehrerin/ Bewegungstherapeutin

Frau Isabel Kretschmer ist Logopädin

Dr. med. Evelyn Ludwig · Dipl.-Psych. Renate Annecke
Elke Löbring · Isabel Kretschmer

Der große TRIAS-Ratgeber

Parkinson-Krankheit

▮ Alles über Ursachen und Behandlung

▮ Aktiv bleiben im Alltag

▮ Mit vielen Sprech- und Bewegungsübungen
 für zu Hause

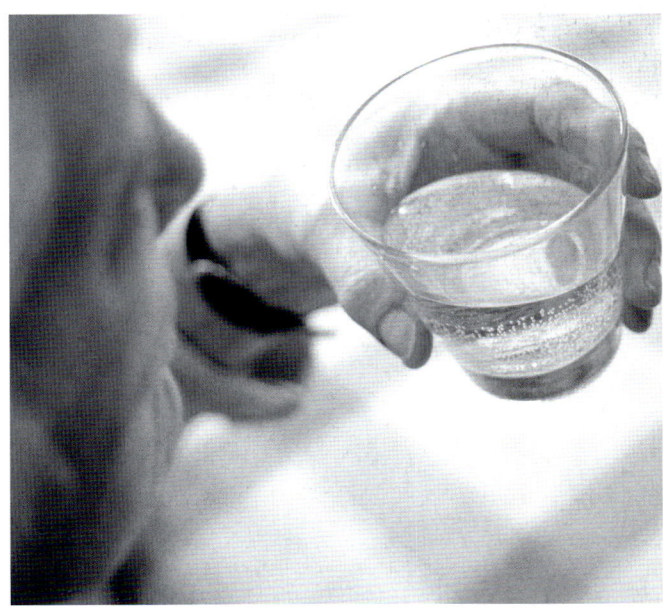

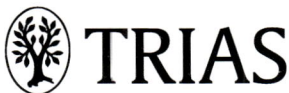

Inhalt

1

Phase 1: Das Geschehen rund um die Diagnosestellung   14

Inhalt

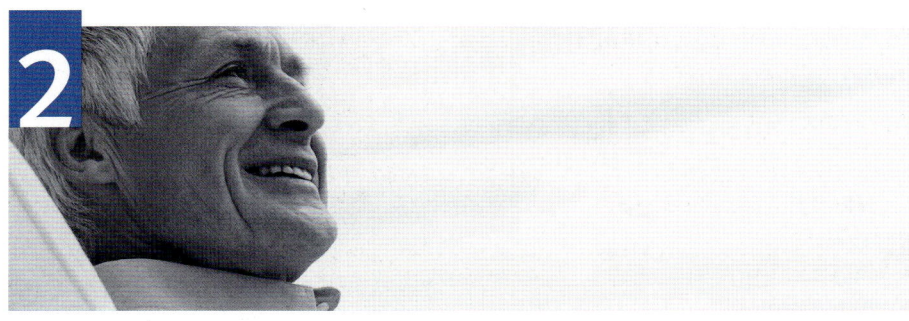

Phase 2: Deutliche und sichtbare Zeichen der Erkrankung

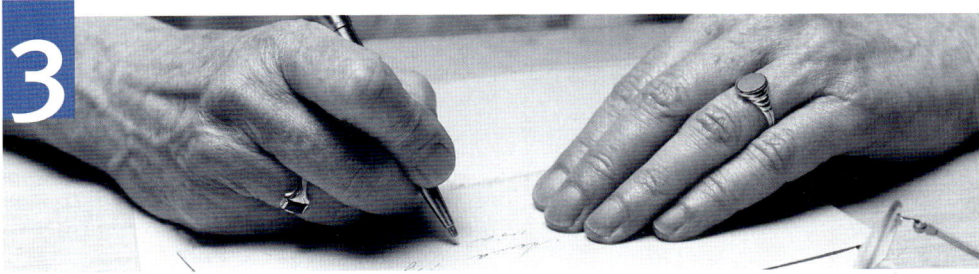

Phase 3: Ausgeprägte Beeinträchtigungen machen mehr Hilfe erforderlich

Inhalt

Vorwort von Manfred Rommel

Auch wenn ich seit etwa zehn Jahren weiß, dass ich selbst Parkinson habe, kann ich Ihnen keine Tipps geben, wie man diese unerfreuliche Krankheit wieder losbekommt. Man wird sie wohl nie ganz los, so weit ist die Medizin noch nicht. Immerhin hat die Medizin aber bei der Behandlung dieser Krankheit beachtliche Fortschritte gemacht, die es den Kranken leichter machen, sie zu ertragen. Diese Fortschritte können nur genutzt werden, wenn die Behandlung von den dazu berufenen Neurologen gesteuert und gelenkt wird. Eigendiagnose und Eigentherapie sind in der Regel von geringem Wert. Es gibt keinen Königsweg zur Heilung, den nur wenige Auserwählte, unter ihnen vor allem medizinische Laien, zu kennen glauben und den man angeblich nur kennen und beschreiten muss, um wieder gesund zu werden. Eigeninitiative und Kampf gegen die Krankheit unter Anleitung eines erfahrenen Neurologen sind hingegen notwendig. Sie können Lebensmut und Lebensfreude erhalten und wiederbeleben.

Dieser Ratgeber gibt Ihnen wertvolle Hinweise darauf, was Sie tun können. Er ersetzt nicht den Arzt, sondern hilft Ihnen, ihm Ihre Lage zu schildern, Ideen zu entwickeln, sie mit Ihrem Arzt zu besprechen und zu verwirklichen – auch gemeinsam mit Ihrem Partner. Denn es gibt verschiedene Fälle von Parkinson-Erkrankungen. Was dem einen hilft, hilft nicht unbedingt dem anderen. Es geht um die richtige Versorgung mit Medikamenten, die pünktliche Einnahme,

sonstige Therapien und um eigene Anstrengungen zur Erhaltung möglichst großer Beweglichkeit, zum Beispiel durch tägliche Gymnastik. Diese Gymnastik sollte man nicht selbst erfinden, sondern unter fachlicher Anleitung erlernen, entwickeln und ständig auf ihre Wirksamkeit kontrollieren lassen.

Wie man die Bewegungsübungen möglichst zeitsparend im Tagesablauf unterbringt, muss jeder für sich selbst entscheiden. Empfehlenswert ist es, hierfür den gleichen Tagesabschnitt, zum Beispiel morgens nach dem Aufstehen oder abends zwischen 18 und 20 Uhr, vorzusehen. Versuchen Sie auch, möglichst nicht der Versuchung zu unterliegen, sich ständig Ausnahmen von der Regel zu gönnen. Denn die Ausnahme wird dann rasch zur Regel, also zum Dauerzustand. Nach meinen Beobachtungen ist keinem gelungen, sich das Rauchen abzugewöhnen, der sich immer wieder eine Zigarette genehmigt und die gänzliche Einstellung des Rauchens täglich weiter in die Zukunft schiebt.

Die Erkrankung an Parkinson bemerken viele nicht gleich. So ging es jedenfalls mir. Ich führte die Unbeweglichkeit und Plumpheit, die ich an mir feststellte, auf mangelnde körperliche Übung und meine vorwiegend sitzende Tätigkeit zurück. Überdies versteckte sich meine Parkinson-Erkrankung hinter einem schmerzhaften Rückenleiden, durch welches ich mich schließlich

Lebensmut und Lebensfreude erhalten

außerstande sah, länger als ein paar Minuten zu gehen oder zu stehen und schmerzfrei auf weichen Stühlen zu sitzen. Schließlich gelang mir auch der traditionelle Bierfassanstich bei der Eröffnung des Cannstatter Volksfestes nicht mehr, den ich früher zum Gaudium zu einer Abfolge von Tollpatschigkeiten hochstilisiert hatte. Selbst wenn ich gewollt hätte, ich konnte nicht mehr anders. Meine Schrift wurde immer kleiner und unleserlicher. Ich konnte nicht mehr so unterschreiben wie früher. Besonders die beiden „m" in meinem Namen bereiteten mir Schwierigkeiten. Ich markierte sie mit einem Strich. Das fiel auf. Die Bildzeitung verglich meine neue Unterschrift mit meiner alten und stellte die Frage, was mit mir los sei. Dennoch kam ich erst auf den Gedanken, dass ich an Parkinson leiden könnte, als mich Ärzte auf diese Möglichkeit hinwiesen. Ich entschloss mich, zunächst hiervon keine Kenntnis zu nehmen, bis ich mich dazu aufraffte, der Wirklichkeit ins Gesicht zu sehen. Inzwischen kann ich wieder unterschreiben – nicht so schwungvoll wie früher, aber zufriedenstellend. Ich zittere tagsüber nicht an Händen und Füßen, nur manchmal nachts, was jeweils damit zu tun hat, dass ich meine Medikamente nicht pünktlich eingenommen habe. Ich mache täglich eine bis eineinhalb Stunden Gymnastik – auch, um mein Rückenproblem zu verkleinern. Und ich habe den Eindruck, dass sich mein Gesamtzustand etwas gebessert hat.

Nun kann ich Ihnen nur nochmals diesen Ratgeber empfehlen. Meinen eigenen Fall habe ich Ihnen vor allem deshalb geschildert, um darzulegen, warum ich von Seiten des Verlages als Verfasser für das Vorwort in Betracht gezogen wurde.

Manfred Rommel,
Oberbürgermeister a. D., Stuttgart

Vorwort von Prof. Dr. Claudia Trenkwalder

Wer dieses Buch zur Hand nimmt, hat dafür Gründe: Entweder er möchte sich über die Parkinson-Erkrankung informieren, weil vielleicht ein Bekannter, Freund, der Ehepartner oder gar er selbst betroffen ist, oder er beschäftigt sich mit der Frage: „Habe ich selbst Parkinson? Was dann?" Für diesen Leser ist die Lektüre dieses Buches vielleicht besonders wichtig. Dieses Buch möchte Antworten auf bekannte Fragen wie „Was ist Parkinson?", „Wie behandle ich Parkinson?", „Welche Konsequenzen hat die Erkrankung?" geben, aber auch nicht gestellte Fragen und Themen aus dem Familienbereich und der psychologischen Betreuung ansprechen. Wer mit der Parkinson-Erkrankung erstmals konfrontiert ist, spürt bald, dass nicht nur die Beweglichkeit, sondern auch viele andere körperliche und seelische Bereiche betroffen sind. Das soziale Umfeld, die Beziehungen zu Freunden, der Beruf, die Hobbys, die ganze Zukunft kann sich langsam verändern.

Neben den praktischen Hinweisen für den Alltag beinhaltet dieses Buch auch neue Ergebnisse zur Parkinson-Forschung, soweit sie für den interessierten Patienten relevant sein könnten. Es soll aber auch ein Ratgeber sein, wie der individuelle Umgang mit der Erkrankung das Leben mit Parkinson verbessern kann nach dem Leitmotiv:

- Informiert sein – erkennen – miteinander reagieren
- ist besser als verdrängen, verstecken und alleine gelassen zu werden.

Solange wir die Parkinson-Erkrankung zwar nicht heilen, aber doch wesentlich verbessern können, sollten wir versuchen, sie als Herausforderung für Betroffene und ihre Mitmenschen zu betrachten – und danach handeln.

Im Frühjahr 2007
Prof. Dr. Claudia Trenkwalder
Chefärztin der Paracelsus-Elena-Klinik, Kassel
Zentrum für Parkinson und Bewegungsstörungen

Vorwort der Autorinnen

Ihr Arzt hat bei Ihnen die Diagnose „Parkinson" gestellt. Was heißt das? Was kommt auf Sie als Betroffenen und auf Ihre Angehörigen zu? Welche Möglichkeiten der Behandlung gibt es? Wie können Sie selbst dazu beitragen, das Krankheitsgeschehen günstig zu beeinflussen? Viele Fragen, die auf Sie einstürmen – darunter sicher manches, was Sie beunruhigt.

Unser Ratgeber will Ihnen etwas von dieser Ungewissheit nehmen. Er soll Ihnen helfen, Ihre Erkrankung, deren Verlauf und die Behandlung besser zu verstehen und ein Leben mit der Krankheit zu bewältigen. Vor allem möchte er Sie ermuntern, aktiv bei der Behandlung mitzuwirken. Denn der Verlauf Ihrer Erkrankung hängt auch entscheidend von Ihrem Mitwirken ab. Nur Sie verstehen – nach fachkundiger Beratung – die „Signale" Ihrer Erkrankung und können einschätzen, was Ihnen gut tut und was Ihnen schadet. Nur so ist es möglich, für jede Krankheitsphase ein für Sie ausgewogenes Behandlungskonzept aufzubauen.

Hierzu gehören die zielgerichtete Bewegungstherapie ebenso wie eine helfende psychosoziale Betreuung, Sprachtherapie und ein genau abgestimmter Medikamentenplan. Unser Ratgeber möchte Sie über all diese Themen informieren und Ihnen ein Wegbegleiter sein. Medizinische, psychologische, physiotherapeutische und logopädische Aspekte und Anregungen wechseln sich dabei ab. Wir haben das Buch so aufgebaut, dass es für Sie eine Begleitung vom Beginn der Krankheit an ist. Die Symptome, deren Ursachen und ihre pharmakologischen Behandlungsmöglichkeiten werden zusammen mit den gedanklichen und gefühlsmäßigen Reaktionen auf das körperliche Geschehen dargestellt. Es werden Wege hin zu einer konstruktiven Einstellung und dem aktiven Umgang mit der Krankheit, aber auch differenzierte Trainings- und Übungsanleitungen aufgezeigt. Auch häufig auftretende Beziehungsprobleme, die Konsequenzen für das Alltagsleben (Beruf, Autofahren) sowie sozialrechtliche Fragen im Verlauf der Erkrankung werden aus der Sicht erfahrener Therapeuten erörtert.

Zur besseren Übersichtlichkeit für Sie haben wir das Buch in drei große Teile gegliedert:
- Im ersten Teil erfahren Sie etwas über den Erkrankungsbeginn, über das Geschehen rund um die Diagnosestellung sowie die Krankheitsverursachung.
- Der zweite Teil beschreibt die mit nun sichtbaren Symptomen verbundenen Veränderungen.
- Der dritte Teil dieses Buches befasst sich damit, wie man dem fortgeschrittenen Krankheitsbild, bei welchem sich (zeitweise) deutliche Beeinträchtigungen und Belastungen ergeben, begegnen kann.

Sie haben also die Wahl. Lassen Sie sich durch die Symbole leiten:

 für Medizin

 für Psychologie

 für Logopädie

 für Physiotherapie

Sie lesen entweder alles von Beginn an oder wählen Sie (zunächst) nur die Teile einer Disziplin etwa unter folgenden Fragestellungen aus:

▌ Welche Symptome entwickeln sich im Verlauf der Krankheit?
▌ Wie baut sich der Medikamentenplan auf?
▌ Welche bewegungstherapeutischen Übungen stehen am Anfang – wie reagiere ich auf weitere Symptome?

Auch für Ihre Angehörigen wird die Lektüre nützlich sein, um angemessen mit aufkommenden Problemen umgehen zu lernen und mit Ihnen gemeinsam die Krankheit zu verstehen und zu bewältigen.

Im Frühjahr 2007
Dr. med. Evelyn Ludwig
Dipl.-Psych. Renate Annecke
Elke Löbring
Isabel Kretschmer

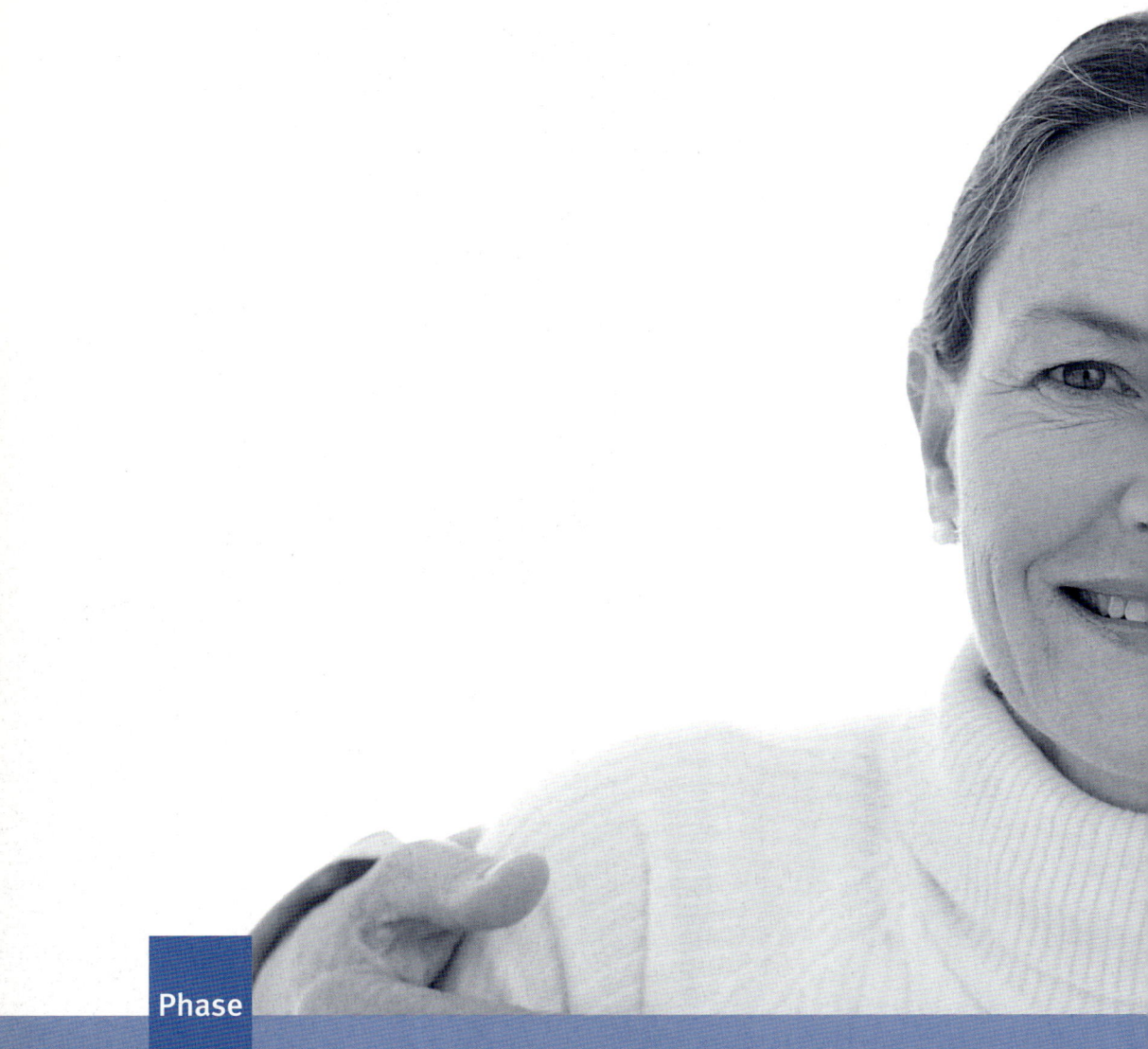

Das Geschehen rund um die Diagnosestellung

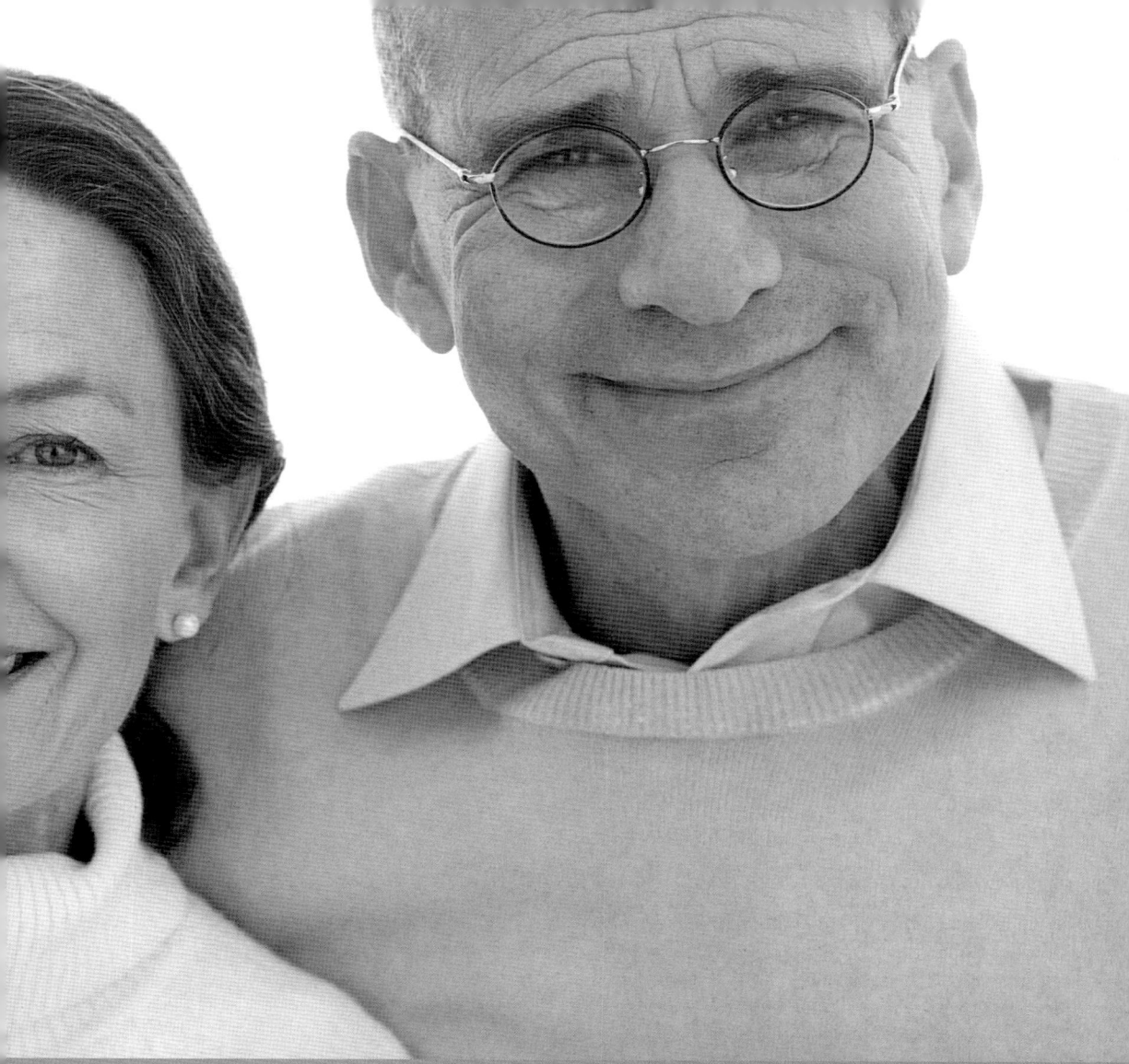

Im ersten Teil des Buches erfahren Sie, was Parkinson
bedeutet und wie es zu dieser Erkrankung überhaupt
kommt. Informieren Sie sich über den Weg zur richtigen
Diagnose, über die Möglichkeiten der Therapie und wie
die optimale Ersteinstellung aussehen kann.

Wie die Krankheit entsteht

Der Diagnose Parkinson stehen die meisten Patienten erst einmal hilflos gegenüber. Viele fragen sich: „Was bedeutet diese Krankheit eigentlich?" Unternehmen Sie mit uns einen kleinen Exkurs in die Vergangenheit und informieren Sie sich über das Vorkommen der Parkinson-Erkrankung.

Eine „alte" Nervenkrankheit

Bei der Parkinson-Krankheit handelt es sich um eine der ältesten bekannten Erkrankungen des Nervensystems: Bereits jahrtausendealte Schriften der indischen Gesundheitslehre Ayurveda – dem „Wissen vom gesunden Leben" – beschreiben fragmentarisch Symptome dieser Erkrankung und Möglichkeiten ihrer Behandlung.

Berichte des griechischen Arztes Galen aus dem antiken Schrifttum des 2. Jahrhunderts n. Chr. lassen ebenso an das Krankheitsbild denken wie folgende durch den italienischen Naturforscher und Maler Leonardo da Vinci (1452–1519) überlieferte Schilderung: „… wenn Du sie, die Gelähmten, Frierenden und Angespannten, ihre zitternden Glieder bewegen siehst, Kopf und Hände, ohne Erlaubnis ihrer Seele, die mit all ihrer Kraft den Gliedern nicht zu verbieten vermag, zu zittern."

Woher die Krankheit ihren Namen hat
Die erste umfassende Darstellung haben wir James Parkinson (1755–1824), einem Londoner Vorstadtarzt, zu verdanken. Seine Abhandlung aus dem Jahre 1817 über Patienten mit „shaking palsy", der „Schüttellähmung", liefert eine brillante Beschreibung des Krankheitsbildes. Wegweisend waren Symptome des Zitterns oder Schüttelns (Tremor) und der scheinbaren Lähmung (Akinese), die wir heute zutreffender als Bewegungsarmut bezeichnen.

Der französische Neurologe Jean Marie Charcot (1825–1893) benannte schließlich das dritte Krankheitssymptom, den Rigor, wie in der medizinischen Fachsprache die Muskelsteifigkeit bezeichnet wird. Charcot war es auch, der im Jahre 1884 der Schüttellähmung die Bezeichnung „Parkinson'sche Krankheit" verlieh.

Erste Behandlungsansätze bereits im 19. Jahrhundert
Den Grundstein für eine Behandlung legte 1867 Ordenstein, der mit Erfolg Parkinson-Patienten Wurzelauszüge der Tollkirsche (Atropa belladonna) verabreichte.

Noch im 19. Jahrhundert wurde vermutet, dass die verschiedenen Symptome auf einer gemeinsamen Ursache lokalisiert im Ge-

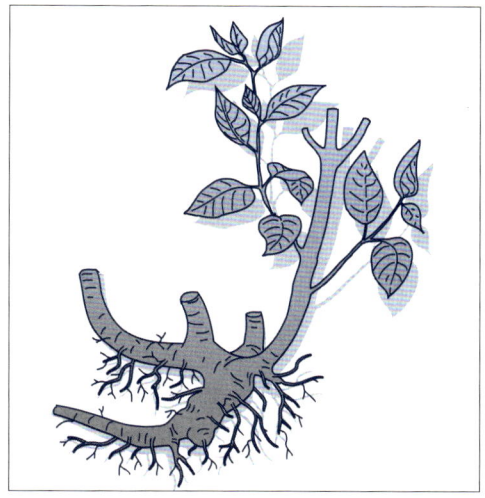

▲ Die Tollkirsche (Atropa belladonna).

hirn beruhen. Den Beweis lieferten zu Beginn des 20. Jahrhunderts Untersuchungen an Gehirnen verstorbener Parkinson-Patienten durch den Mediziner Tretiakoff. Die Befunde deuteten auf eine Störung in der Substantia nigra hin, einer in der Tiefe des Gehirns gelegenen, beim Gesunden dunkel gefärbten Nervenzellgruppe (siehe Abb. Seite 19).

In der Folgezeit wurden viele Ansätze entwickelt, das Krankheitsbild weiter aufzuklären und die Behandlungsmöglichkeiten zu erweitern. Aufbauend auf die gute Wirkung der Belladonna-Extrakte gelang bereits 1946 die Entwicklung der ersten synthetischen Präparate, der sogenannten Anticholinergika.

Schon ein Jahr später versuchten amerikanische Neurochirurgen (Spiegel u. a.), Erkenntnisse aus der stereotaktischen Operationstechnik für Parkinson-Patienten nutzbar zu machen. Bei hohem Risiko und

viel Aufwand waren die Ergebnisse jedoch ernüchternd: Eingriffe am Gehirn stellen keinesfalls für das Gros der Betroffenen eine Alternative dar.

Die wichtigste Erkenntnis in der Parkinson-Forschung geht auf Birkmayer, Ehringer und Hornykiewicz zurück. Ende der 1950er-Jahre entdeckten sie, dass im Gehirn Parkinson-Betroffener ein Mangel an einem Nervenbotenstoff, dem sogenannten Dopamin, vorliegt. Sie fanden heraus, dass der Krankheitsprozess durch die Gabe der Vorstufe des Dopamins – dem L-Dopa – günstig beeinflusst wird.

Auf diese bahnbrechende Erkenntnis hin folgte im Laufe der Jahrzehnte bis heute die Entwicklung vielfältiger, hochwirksamer

Übrigens

Bekannte Parkinson-Betroffene

Die Krankheit kann jeden treffen. Medizinhistorischen Forschungen zufolge sollen beispielsweise der Gelehrte Wilhelm von Humboldt (1767–1835) ebenso wie der chinesische Staatsmann Mao Tse-tung (1893–1976) an der Parkinson-Krankheit gelitten haben. Der französische Maler Bernard Buffet (1928–1999) war trotz seiner Erkrankung bis ins hohe Alter schöpferisch tätig und erfolgreich. Bei Boxweltmeister Muhammad Ali liegt wahrscheinlich ein traumatisch verursachtes Parkinson-Syndrom vor. Durch Persönlichkeiten wie Papst Johannes Paul II., den Tenor Peter Hofmann und den Schauspieler Michael J. Fox rückte die Erkrankung stärker in das Bewusstsein der breiten Öffentlichkeit.

Medikamente. Im Wechselspiel zwischen Forschung und Praxis wurden auch die operativen Techniken verbessert.

Alles in allem trugen diese Entwicklungen dazu bei, den meisten Betroffenen heute ein weitgehend normales und zufriedenstellendes Leben mit ihrer Krankheit zu ermöglichen.

Begriffsdickicht „Parkinson"

Verwundert lesen Sie sicherlich immer wieder verschiedene Bezeichnungen für ein und dieselbe Krankheit. Gebräuchlich sind heute die Begriffe
▪ Parkinson-Krankheit,
▪ Morbus Parkinson,
▪ Parkinson'sche Erkrankung,
▪ Parkinsonismus,

▪ primäres Parkinson-Syndrom sowie
▪ idiopathisches Parkinson-Syndrom.

Sie beschreiben die ohne erkennbare Ursache – „idiopathisch" – zustande kommende klassische Erkrankung. Mit etwa 80 Prozent umfasst sie die größte Gruppe der Betroffenen. Wie Sie später lesen werden (siehe ab Seite 24), findet sich nur bei einer kleinen Patientengruppe eine deutlich fassbare Ursache (sekundäres Parkinson-Syndrom).

Darüber hinaus gibt es eine Reihe parkinsonähnlicher Störungen, die von der eigentlichen idiopathischen Krankheit abgegrenzt werden müssen. Diese Krankheitsbilder werden als atypische Parkinson-Syndrome bezeichnet.

 ## Häufigkeit der Parkinson-Krankheit

Untersuchungen zum Vorkommen der Parkinson-Erkrankung in verschiedenen Regionen der Welt zeigen ähnliche Ergebnisse. Für Deutschland liegen inzwischen genaue Analysen zur Häufigkeit der Erkrankung vor. Bei etwa 200 000 bis 250 000 Personen ist die Erkrankung bekannt.

Wenn die Ergebnisse ausländischer Studien hochgerechnet werden, dürfte die Dunkelziffer etwa 25 Prozent betragen, sodass ungefähr 60 000 unbehandelte Betroffene hinzukommen. Männer erkranken etwas häufiger als Frauen. Sehr oft treten die ersten Krankheitssymptome zwischen dem 50. und 60. Lebensjahr auf. In der Gruppe der über 65-Jährigen finden sich, bezogen

auf 100 Personen, ein bis zwei an Parkinson Erkrankte. Mit zunehmendem Alter stellt sich die Erkrankung noch häufiger ein.

Andererseits ist man nie „zu jung" für die Parkinson-Krankheit. Fünf bis zehn Prozent aller Patienten bemerken erste Symptome bereits vor dem 40. Lebensjahr. Man spricht hier auch von einem „Young-onset-Parkinson-Syndrom" (englisch = in jungen Jahren beginnend).

Selbst Jugendliche können schon betroffen sein („juveniles Parkinson-Syndrom", lateinisch = jugendlich). Infolge der steigenden Lebenserwartung wird die Zahl der Patienten in den nächsten Jahren auch noch weiter zunehmen. Aber auch durch verbesserte Möglichkeiten der Früherkennung erfahren immer mehr Betroffene rechtzeitig eine hilfreiche Behandlung.

Was bei der Parkinson-Krankheit im Gehirn geschieht

Nachdem bei Ihnen die Diagnose „Parkinson" gestellt wurde, beginnen Sie, sich auf die neue Situation – das Leben mit der Krankheit – einzurichten. Von Ihrem Arzt erhielten Sie bereits erste Informationen über die Natur Ihrer Erkrankung und haben erfahren, dass Sie aktiv etwas dagegen tun können. Sicher ist bei Ihnen der Wunsch nach Wissensvertiefung entstanden. Informieren Sie sich auf den folgenden Seiten über die Funktionsweise des Gehirns bei der Parkinson-Krankheit und über den Stand der Ursachenforschung. Lesen Sie nach, welche Rolle Giftstoffe und Medikamente bei der Auslösung eines Parkinson-Syndroms spielen und welchen Stellenwert man Erbfaktoren beimisst.

Vor allem aber versuchen Sie, mit Ihrem Arzt zu klären, an welcher Form von Parkinson Sie wirklich leiden.

Wie unser Gehirn aufgebaut ist
Damit Sie besser verstehen, was bei der Parkinson-Krankheit im Gehirn vor sich geht,

▼ Das Gehirn ist Teil des Zentralen Nervensystems. 1 Großhirnrinde, 2 Kleinhirn, 3 Basalganglien. Hier liegt auch die Substantia nigra.

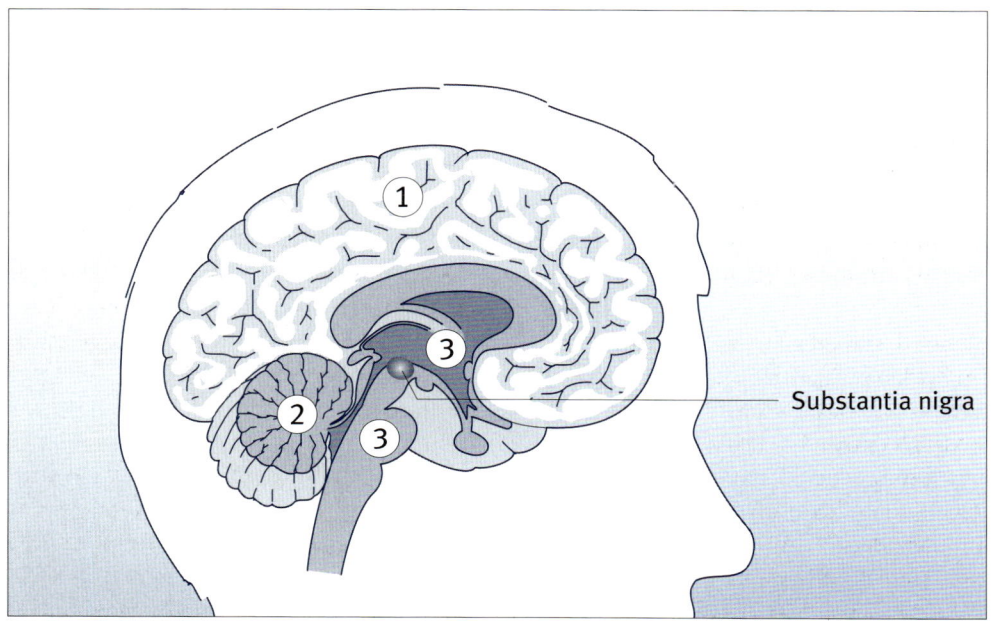

Substantia nigra

sollten Sie zunächst den Aufbau und die Arbeitsweise eines normalen Gehirns kennen lernen.

Gemeinsam mit dem Rückenmark bildet das Gehirn unser Zentralnervensystem. Das Gehirn reguliert sämtliche bewussten und auch die meisten der unbewusst ablaufenden Körperfunktionen und stellt die Steuerzentrale der Persönlichkeit dar. Es setzt sich aus folgenden Teilen zusammen:

- Großhirn
- Hirnstamm mit Basalganglien
- Kleinhirn

Jedes dieser Gehirnareale unterscheidet sich von den übrigen Teilen in Aufbau und einzelnen Funktionen. Im Inneren durch Milliarden weiß aussehender Nervenfasern vernetzt, fügen sich die Teile wieder zu einer Einheit zusammen. Unsere „grauen Zellen" hingegen bilden die sogenannte Hirnrinde, die die weiße Substanz der Nervenfasern umkleidet.

Wie Bewegungsabläufe erlernt werden

Teile der Großhirnrinde fungieren als Steuerungszentrale für die Planung und Ausführung bewusster, willkürlicher Bewegungen. Wollen Sie beispielsweise ein Klavierstück einüben und spielen die Anfangstakte das erste Mal, muss in bestimmten Nervenzellen des Großhirns zunächst einmal ein Bewegungsimpuls erzeugt werden.

Dieser wird als elektrisches Signal durch den Hirnstamm und das Kleinhirn geführt und erreicht über das Rückenmark und die Nerven des Armes schließlich die aus-

führenden Fingermuskeln. Dass die Bewegung richtig austariert wird, bewirken im Zusammenspiel mit dem Kleinhirn die Basalganglien (siehe Abb.). Die Basalganglien sorgen für die ausgewogene Koordination und ständige Kontrolle der einzelnen Bewegungsabläufe und regen ihrerseits das Großhirn zu weiteren Impulsen an.

Können Sie Ihr Klavierstück fließend auswendig spielen, ist die Steuerung der dazu nötigen Bewegungsabläufe bereits zu einer Aufgabe der Basalganglien und des Kleinhirns geworden. Damit ist die Großhirnrinde entlastet und wieder frei, Neues zu lernen.

So funktionieren Nervenzellen

Unser Gehirn setzt sich zusammen aus vielen Milliarden Nervenzellen. Wie in einem komplizierten elektrischen Schaltplan sind diese untereinander vernetzt, um Informationen auszutauschen. Hierzu werden winzige Ströme elektrisch aufgeladener Teilchen aufgebaut.

Damit es nicht ständig zu „Kurzschlüssen" kommt, umgeben hauchdünne, trennende Membranen die Nervenzellen. Soll nun eine Information zielgerichtet weitergegeben werden, wird das an der Kontaktstelle zweier Nervenzellen ankommende elektrische Signal mithilfe chemischer Botenstoffe blitzschnell umgesetzt und weitergeleitet.

Solche Botenstoffe nennt man auch Neurotransmitter (griechisch neuron = Nerv, lateinisch transmittere = übersenden). Der Botenstoff, der bei der Parkinson-Krankheit die größte Rolle spielt, ist das Dopamin.

Weitere Botenstoffe sind beispielsweise Acetylcholin, Glutamat und Serotonin.

Die Kontaktstelle zwischen zwei Nervenzellen wird als Synapse bezeichnet (griechisch synapsis = Verbindung).

Aufbau und Arbeitsweise dopaminerger Synapsen

Von maßgeblicher Bedeutung für die Parkinson-Krankheit sind die dopaminergen Nervenzellen. Dopaminerg bedeutet, dass diese Nervenzellen den Botenstoff Dopamin ausschütten. Das erfolgt immer dann, wenn ein elektrisches Signal die Kontaktstelle zwischen zwei dopaminergen Nervenzellen erreicht.

Der Botenstoff durchwandert dann einen kleinen Spalt und verbindet sich kurzzeitig mit speziellen Empfangseinrichtungen der nächstfolgenden Nervenzelle, den sogenannten Dopaminrezeptoren (lateinisch recipere = aufnehmen). Damit wird erneut ein elektrisches Signal ausgelöst, das weitergeleitet werden kann. Die Hauptmenge des Dopamins wandert danach an seinen Ursprungsort zurück. Der kleinere Teil wird durch zwei Enzyme abgebaut: die Catechol-O-Methyltransferase (COMT) und die Monoaminooxidase-B (MAO-B).

Nervenzellschwund in der Substantia nigra als Ursache

Bei der Parkinson-Krankheit kommt es allmählich zur Rückbildung der Nervenzellgruppe, die den Botenstoff Dopamin produziert. Diese Nervenzellgruppe, aufgrund ihrer dunklen Färbung „Substantia nigra" – schwarze Substanz – genannt, ist den Basalganglien zugehörig.

Die dunkle Verfärbung in der Substantia nigra entsteht durch den schwarzen Farbstoff Melanin, der wahrscheinlich beim Abbau von Dopamin freigesetzt wird. Auf einem

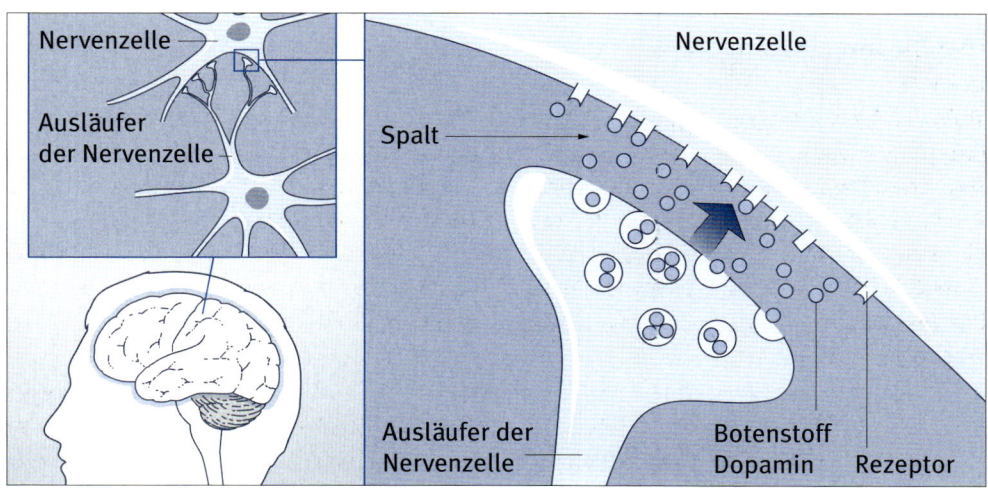

▲ Die Nervenzellen im Gehirn stehen durch Botenstoffe miteinander in Verbindung.

Das Geschehen rund um die Diagnosestellung

Schnitt durch den Hirnstamm eines gesunden Menschen kann man diesen melaninhaltigen Zellverband bereits mit bloßem Auge erkennen. Beim Parkinson-Kranken erscheinen die entsprechenden Abschnitte wesentlich heller, einer Narbe ähnlich.

Gebildet wird diese helle Narbe durch sogenannte Stütz- oder Glia-Zellen (griechisch glia = Leim). Diese Zellen füllen die von der abgestorbenen Nervenzelle hinterlassene Lücke aus.

Der Mensch ist bei Geburt mit etwa 450000 dopaminergen Zellen ausgestattet. Auch beim Gesunden nimmt diese Zahl im Laufe des Lebens ab und liegt im höheren Lebensalter bei etwa 150000 bis 300000.

Parkinsonbedingte Krankheitserscheinungen zeigen sich in der Regel erst, wenn die Basalganglien nur noch über 20 bis 30 Prozent funktionstüchtiger dopaminproduzierender Nervenzellen verfügen.

Weitere Befunde bei der Parkinson-Krankheit

Seltener können auch andere Hirnregionen vom Zelluntergang betroffen sein. Beispielsweise lassen Teile des Riechhirns, die dopaminerge Zellen enthalten, den Nervenzellverlust erkennen. Diese Veränderungen treten früh im Krankheitsverlauf auf und bedingen möglicherweise die bei der Parkinson-Krankheit oft zu beobachtende Riechschwäche. Es können sich auch geschädigte dopaminerge Nervenzellen in Körper- und Sinnesorganen finden, wie etwa dem Darm oder der Augennetzhaut. Neueren Untersuchungen zufolge zeigen

sich die Veränderungen im Darm sogar besonders frühzeitig.

Neben dem Nervenzellverlust gibt es einen zweiten charakteristischen Befund, die sogenannten Lewy-Körperchen, wie sie nach ihrem Erstbeschreiber genannt werden. Sie sind als durchscheinende, kugelige Gebilde in die Nervenzelle eingeschlossen.

Ob sie für den vorzeitigen Zelltod mitverantwortlich sind, ist noch unklar. Lewy-Körperchen treten allerdings nicht ausschließlich bei der Parkinson-Krankheit auf. Sie sind auch bei anderen neuro-degenerativen Erkrankungen nachweisbar. Daneben finden sie sich auch bei zehn Prozent der gesunden älteren Menschen.

Botenstoffe auf der Waagschale

Innerhalb der Basalganglien regulieren vor allem die Botenstoffe Dopamin, Acetylcholin und Glutamat die zur Ausführung eines Bewegungsablaufs notwendigen Impulse.

Übrigens

Ursachen weitgehend unbekannt

Wenngleich die strukturellen und biochemischen Vorgänge bei der Parkinson-Krankheit schon gut bekannt sind, wissen wir bis heute nicht, warum es überhaupt zu dem unaufhörlich fortschreitenden Nervenzelluntergang kommt. Abgesehen von wenigen Ausnahmen liegen die Ursachen für die Parkinson-Krankheit in den allermeisten Fällen noch im Verborgenen (= idiopathisches Parkinson-Syndrom).

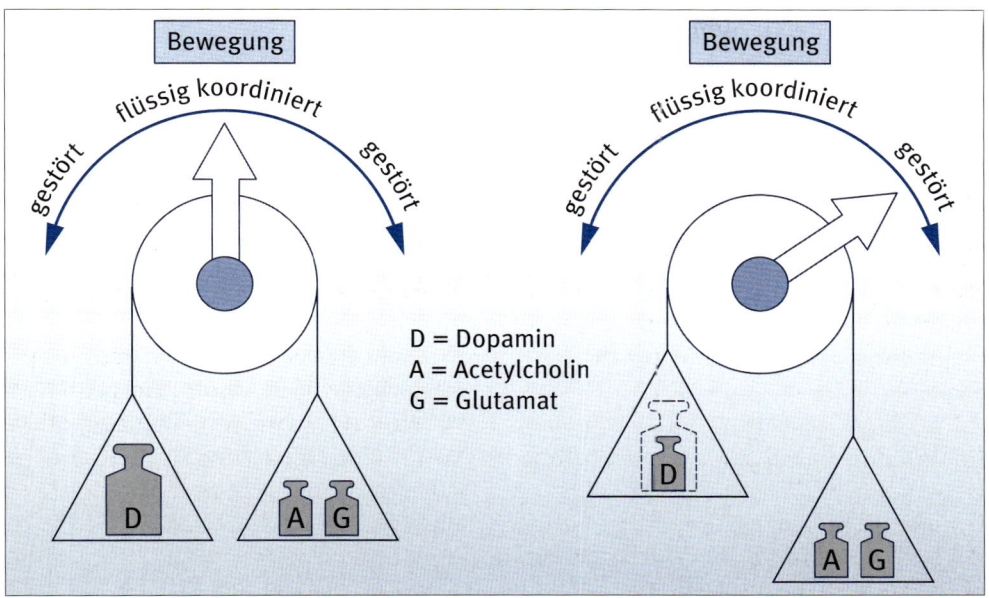

D = Dopamin
A = Acetylcholin
G = Glutamat

▲ Ist das Gleichgewicht der Botenstoffe gestört, geraten auch die Bewegungen aus dem Lot. Tremor, Rigor und Hypo- oder Akinese sind die Folge.

Hierzu müssen sie in einem ausgewogenen Verhältnis zueinander stehen.

Der Mangel an Dopamin bei der Parkinson-Krankheit hat zur Folge, dass nun die Botenstoffe Acetylcholin und Glutamat ein relatives Übergewicht erlangen. Aus dem Überschuss an Acetylcholin resultieren wahrscheinlich in erster Linie die Symptome Zittern (Tremor) und erhöhte Muskelspannung (Rigor). Ursache der Bewegungsarmut (Hypo- oder Akinese) ist vermutlich der Mangel an Dopamin, der zu einer ungenügenden Aktivierung der Großhirnrinde beiträgt.

Die Funktionsweise der Basalganglien und ihre Kooperation mit anderen Hirnbereichen ist noch nicht in allen Einzelheiten geklärt.

Auch Botenstoffe wie Serotonin und Noradrenalin sind in den neurodegenerativen Prozess einbezogen. Sie spielen eine wichtige Rolle bei der Entstehung von Depressionen, die bei Parkinson-Betroffenen häufig vorkommen.

Was man bisher über die Ursachen weiß

Nach wie vor ist die Forschung in weiten Teilen angewiesen auf Hypothesen, die das Absterben der dopaminergen Nervenzellen erklären sollen.

Noch viele Fragezeichen zu den Ursachen

Die Abbildung unten soll Ihnen diese Hypothesen zum Zellverlust in der Substantia nigra und der Entstehung der Parkinson-Erkrankung näher bringen.

Schon unter den Bedingungen des normalen Älterwerdens (1) nimmt die Zahl dopaminerger Nervenzellen ab, ohne dass sich deshalb jemals Parkinson-Symptome zeigen. Möglich wäre nun, dass ein anlagebedingtes beschleunigtes Altern (2) sozusagen „im Zeitraffer" die Krankheit manifest werden lässt. Nach einer weiteren Theorie wäre auch denkbar, dass ein Teil der dopaminergen Zellen durch eine kurzfristige massive Schädigung (3) zu einem bestimmten Lebenszeitpunkt zugrunde geht. Die Krank-

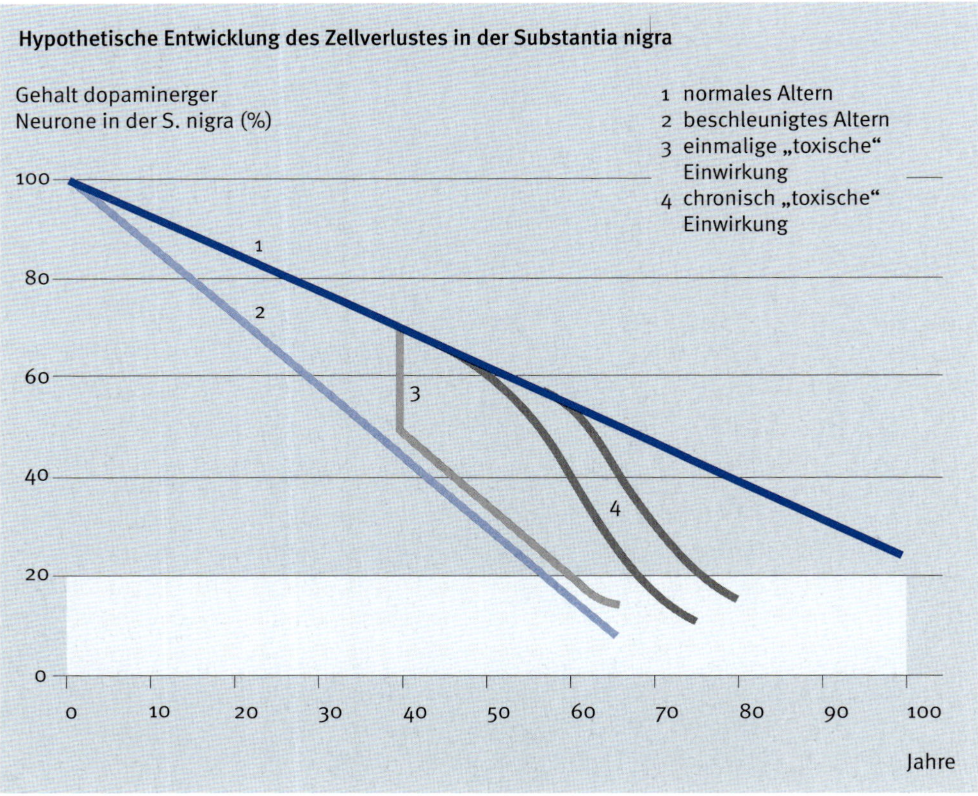

Hypothetische Entwicklung des Zellverlustes in der Substantia nigra

Gehalt dopaminerger
Neurone in der S. nigra (%)

1 normales Altern
2 beschleunigtes Altern
3 einmalige „toxische" Einwirkung
4 chronisch „toxische" Einwirkung

Jahre

▲ Der Zellverlust in der Substantia nigra verläuft möglicherweise auf die hier dargestellte Weise. Sobald er den hell unterlegten Bereich erreicht hat, wird die Krankheit sichtbar.

heit wird vor dem Hintergrund des weiter-
verlaufenden Alterungsprozesses dann erst
später sichtbar.

Schließlich sind über viele Jahre einwirken-
de toxische (griechisch toxisch = giftig wir-
kend) Ursachen (4) als auslösende Faktoren
nicht auszuschließen, dazu zählen etwa bestimmte Umweltgifte.

Greifbare Ursachen eher selten

Wenn sich Parkinson-Symptome als Folge einer anderen Erkrankung oder Störung zeigen,
spricht man von einem sekundären Parkinson-Syndrom. Bei etwa zehn bis 20 Prozent
der Parkinson-Betroffenen ist dies der Fall.

Bedingt durch die zugrunde liegende Vorerkrankung ist die Schädigung des Nervensystems meist weitreichender als beim idiopathischen Parkinson-Syndrom. Die Ursachen
können variabel sein.

Nicht selten kommt es im Rahmen von
Durchblutungsstörungen des Gehirns zu
einem sekundären Parkinson-Syndrom.
Auch schwere Schädel-Hirn-Verletzungen,
wie sie zum Beispiel nach Unfällen auftreten, können die Dopamin bildenden Nervenzellen schädigen.

Verantwortlich für den sogenannten „Bo-
xer-Parkinsonismus" sind wiederholte
K.-O.-Schläge, die zu winzigen Blutungen
und Prellungen im Gehirn führen können.
Eher eine Rarität in der Verursachung der
Erkrankung stellen Hirngeschwülste dar.
Sehr selten kommt es in heutiger Zeit im
Zusammenhang mit Hirnentzündungen
(Enzephalitis) zu Parkinson-Symptomen.

Übrigens

Mögliche Auslöser eines se-
kundären Parkinson-Syndroms

▌ Hirndurchblutungsstörungen
▌ schwere Schädel-Hirn-Verletzungen
▌ Hirngeschwülste
▌ Entzündungen des Gehirns
▌ Medikamente
▌ Schad- oder Giftstoffe

Viren als Auslöser?

Dass auch Viren Parkinson-Symptome hervorrufen können, muss seit dem Auftreten
der Economo-Enzephalitis, einer Gehirnentzündung, vermutet werden. Viele Über-
lebende dieser zu Beginn des 20. Jahrhunderts weltweit um sich greifenden Epidemie
erkrankten später an einem Parkinson-Syndrom. Bis heute ist jedoch kein Virus mehr
bekannt geworden, das in ähnlich großem
Ausmaß Parkinson ausgelöst hat.

Vorsicht bei bestimmten
Medikamenten!

Eine Parkinson-Symptomatik kann sich
vorübergehend auch unter dem Einfluss
einzelner Medikamente entwickeln. Am
häufigsten handelt es sich um die sogenannten typischen Neuroleptika. Das sind
Substanzen, die zur Behandlung schwerer
seelischer Störungen eingesetzt werden.
Sie enthalten Wirkstoffe, die die Dopamin-
übertragung im Gehirn blockieren, ohne
aber die Dopamin produzierenden Nervenzellen selbst zu schädigen. Andere Arz-
neistoffe entleeren die Dopaminspeicher
der Nervenzellen. Hierzu gehört beispielsweise das heute noch selten verwendete
Blutdruckmittel Reserpin.

Auch die sogenannten Kalziumantagonisten Flunarizin und Cinnarizin, die oft bei Schwindel verordnet werden, sowie das Magenpräparat Metoclopramid können Zeichen eines Dopaminmangels hervorrufen. Parkinson-Symptome können bisweilen auch durch den zur Depressionsbehandlung verwendeten Wirkstoff Lithium zustande kommen.

Fast immer bildet sich die Parkinson-Symptomatik wieder vollständig zurück, sobald das verursachende Medikament abgesetzt ist. Nur in ganz seltenen Fällen bleiben die Krankheitszeichen bestehen.

Wahrscheinlich wird hier eine bereits minimal vorhandene, „echte" Parkinson-Krankheit durch die Medikamente „enttarnt", die bis dahin jedoch noch nicht erkennbar gewesen ist.

Zur Bedeutung von Gift- und Schadstoffen

Den Zusammenhang zwischen Schadstoffbelastung und einer Parkinson-Erkrankung des Betroffenen aufzuklären ist eine Aufgabe speziell ausgebildeter Arbeitsmediziner.

Schwere akute Vergiftungen mit hohen Dosen von Mangan, Quecksilber, Kohlenmonoxid und Methanol können ein Parkinson-Syndrom hervorrufen. Hierbei treten die Symptome in engem zeitlichen Zusammenhang mit der Schädigung auf. Dieses sogenannte toxische Parkinson-Syndrom kommt allerdings extrem selten vor.

Ungleich schwieriger ist die Beurteilung des Einflusses geringer – sogenannter „subtoxischer" – Dosen, die über längere Zeiträume einwirken. Die Schadstoffeinwirkung kann sich hierbei mit dem natürlichen Al-

Übrigens

Die Economo-Enzephalitis

In den ersten Jahrzehnten des 20. Jahrhunderts trat eine weltweite Epidemie einer bestimmten Form der Gehirnentzündung auf. Typisch waren ausgeprägte Lethargie und unkontrollierte Schlafanfälle im Wechsel mit starker Unruhe. Die Erkrankung wird als Encephalitis lethargica oder Europäische Schlafkrankheit bezeichnet. Der österreichische Neurologe Konstantin Freiherr von Economo (1876–1931) beschrieb 1917 sehr genau das Krankheitsbild. Viele der Betroffenen entwickelten nach Abklingen der Gehirnentzündung Symptome, die der Parkinson-Krankheit ähnlich waren. Gefördert von der Königin Elena von Italien (1873–1952), entstanden für diese Patienten die ersten Parkinson-Kliniken in Rom, Turin und Mailand. Königin Elena war auch Schirmherrin der ersten Spezialklinik für Parkinson-Kranke in Deutschland, die 1937 in Kassel eröffnet wurde.
In den 1960er-Jahren traf der amerikanische Neurologe Oliver Sacks auf eine in einem Krankenhaus für chronisch Kranke untergebrachte Gruppe von etwa 80 Überlebenden der Economo-Enzephalitis. In seinem Buch „Awakenings" (Zeit des Erwachens) schildert er die dramatischen Veränderungen bei den jahrzehntelang geradezu „erstarrten" Patienten durch die überwältigende Wirkung von L-Dopa.

terungsprozess überlagern (vgl. Abbildung auf Seite 24). Hinzu kommt eine individuell unterschiedliche Reaktionsbereitschaft des Körpers auf diese Substanzen. Denn nicht jeder, der Umgang mit Schadstoffen hat, erkrankt auch an einem Parkinson-Syndrom oder einer anderen Krankheit.

Vor diesem Hintergrund richten sich künftige Forschungsziele zunehmend darauf, die genannten Risikofaktoren genauer abzugrenzen. Schließlich könnte eine detaillierte Kenntnis über die Ursachenvielfalt dazu führen, viele „idiopathische" Parkinson-Erkrankungen neu zu bewerten.

Vor etwa 20 Jahren wurde in den USA eher zufällig eine Chemikalie entdeckt, die ebenfalls Parkinson-Symptome auslösen kann. Es handelt sich um das Nervengift MPTP (abgekürzt für die chemische Bezeichnung 1-Methyl-4-Phenyl-1,2,3,6-Tetrahydropyridin).

Die Substanz war Bestandteil eines Rauschmittels, das sich junge Drogenabhängige als Heroinersatz selbst hergestellt hatten. Aufmerksam wurde man, als die Jugendlichen bereits nach wenigen Wochen an dramatischen Parkinson-Syndromen erkrankten. Hirnuntersuchungen zeigten später, dass es bei den Betroffenen zu ausgeprägten Nervenzellzerstörungen in der Substantia nigra gekommen war.

Die Aufdeckung dieses Zusammenhangs löste eine fieberhafte Suche nach gleichartig wirkenden Stoffen aus. Zunehmend in Verdacht geraten, ein Parkinson-Syndrom zu verursachen, sind bestimmte Pflanzenschutzmittel, die die chemischen Stoffe Cyperquat und Paraquat enthalten. Im Tierversuch wirken diese ähnlich wie MPTP nervenzellzerstörend.

Schlüssige Beweise zur Schädlichkeit von Pflanzenschutzmitteln und Insektenvernichtern beim Menschen fehlen jedoch bislang. Auch groß angelegte Untersuchungen zur Erkrankungshäufigkeit von Personen, die in ländlicher Umgebung leben, konnten keine sicheren Zusammenhänge aufdecken.

Die Rolle von freien Radikalen und Entzündungsprozessen

Die Erforschung des Nervengiftes MPTP hat auch zur Aufklärung der Stoffwechselvorgänge in der Substantia nigra beigetragen. Beim Abbau von Dopamin durch das Enzym MAO-B (siehe Seite 21) und durch Oxidationsvorgänge entstehen aggressive Verbindungen, die als sogenannte „freie Radikale" die Nervenzellhüllen angreifen können. Dieser Vorgang wird als „oxidativer Stress" bezeichnet.

Auch Zellgifte wie MPTP verursachen „oxidativen Stress". Normalerweise verfügen die Nervenzellen über genügend Abwehrmöglichkeiten, schädliche Abfallprodukte schnell zu beseitigen. Wenn allerdings das Gleichgewicht zwischen Radikalenentstehung und ihrer Entsorgung gestört ist, führt das Übermaß aggressiver Substanzen zum Nervenzelltod. Verglichen mit anderen Hirnbereichen ist die Substantia nigra für oxidativen Stress sogar besonders anfällig. Neuere Untersuchungen deuten darauf hin, dass für oxidativen Stress auch Entzündungsvorgänge im Nervenstützgewebe, der sogenannten Glia, eine Rolle spielen.

Übrigens

Die Krankheit wird in der Regel nicht vererbt

Zusammenfassend können wir Ihnen an dieser Stelle einige der immer wieder in diesem Zusammenhang gestellten Fragen beantworten:
Nein, Sie haben die Erkrankung nicht direkt geerbt und Sie werden sie auch nicht an Ihre Kinder weitergeben. Sie brauchen sich nicht gegenüber Ihren Kindern schuldig fühlen. Sie können oder sollten sogar auch damit aufhören, sich zu quälen mit den Fragen nach dem

- Warum?
- Was habe ich falsch gemacht?
- Was hätte ich in meinem Leben anders machen sollen?
- Wo war ich leichtsinnig oder fahrlässig?

Es liegt nicht in der Hand des Einzelnen, durch seine Lebensführung diese Krankheit zu vermeiden. Nach unserem heutigen Wissen kommen bei der Ausbildung einer Parkinson-Erkrankung viele (unvermeidbare) und zufällige Ereignisse zusammen.

Erbliche Einflüsse nicht überbewerten

Oft wird die Frage gestellt: „Habe ich die Krankheit geerbt? Werde ich sie womöglich an meine Kinder weitergeben?" Für die große Mehrheit der Parkinson-Betroffenen sind diese Sorgen überflüssig. Die Parkinson-Krankheit ist nach wie vor keine klassische Erbkrankheit.

In einigen Familien zeigt sich jedoch eine Häufung von Parkinson. So wurde 1996 eine große italienisch-amerikanische Familie entdeckt, in der die Krankheit gehäuft auftrat. Später machten Forscher ähnliche Familien in Japan, Dänemark und Deutschland ausfindig. Ursächlich fand man verschiedene Varianten veränderter Erbanlagen, also durch Mutationen verwandelte Gene.

Der zeitlichen Reihenfolge ihrer Entdeckung nach wurden diese Gene als Park-1-, Park-2- und Park-3-Gen bezeichnet. Vierzehn Parkinson auslösende Genorte sind bis heute gefunden worden.

Gifte und Gene – Schlüssel zur Krankheitsentwicklung?

Weltweit wird an der Aufklärung möglicher Erbeinflüsse gearbeitet. Im Zusammenhang mit der Erkenntnis, dass auch Umweltgifte krankheitsvermittelnd sein können, muss angenommen werden, dass beim idiopathischen Parkinson-Syndrom mehrere, noch nicht genügend greifbare Ursachen zusammentreffen. Denkbar wäre demnach, dass Parkinson-Patienten anlagebedingt bestimmte Substanzen schlechter entgiften können als gesunde Personen.

Wie bei einigen anderen chronischen Erkrankungen, etwa bei Rheuma, könnte das Zusammenwirken vieler Faktoren krankheitsbegünstigend sein. Auch wenn die Ursachen der Parkinson-Erkrankungen noch nicht bekannt sind, besteht die Hoffnung, den Krankheitsprozess hierdurch besser zu verstehen. Das ist Voraussetzung, Medikamente zu entwickeln, die nicht nur die Krankheitssymptome lindern, sondern den Nervenzelluntergang im Gehirn bremsen oder sogar verhüten.

Seltene erbliche Formen der Parkinson-Krankheit

Das Risiko, an Parkinson zu erkranken, ist bei Familienangehörigen von Parkinson-Patienten in der Regel nur gering erhöht. In einigen Familien lässt sich jedoch ein klarer Erbgang nachweisen. Hier sind dann ungewöhnlich viele Familienmitglieder von der Erkrankung betroffen.

Die Vererbung einer Erkrankung unterliegt festen Regeln. Es gibt zwei Wege: Sie kann einem autosomal-dominanten oder einem autosomal-rezessiven Erbgang folgen. Was bedeutet das?

Sämtliche Erbanlagen (Gene) sind in sogenannten Chromosomen enthalten. Der Mensch besitzt 46 Chromosomen, die paarweise in jeder Zelle angeordnet sind. Bei autosomal-dominantem Erbgang reicht bereits ein krankhaft verändertes Gen aus, das von einer Generation zur nächsten weitergegeben wird, um die Erkrankung zum Ausbruch zu bringen. Hingegen sind bei autosomal-rezessiven Erbgängen zwei krankhaft veränderte Erbanlagen erforderlich, die in einer Person zusammentreffen müssen, um die Erkrankung deutlich werden zu lassen. Besitzt eine Person nur ein krankhaft verändertes Gen, so prägt sich die Krankheit nicht aus, das heißt, der Betreffende ist gesund. Einige dieser weltweit seltenen erblichen Formen der Parkinson-Krankheit sollen kurz erläutert werden.

Park-1 – das erste Parkinson-Gen:
Die betroffenen Mitglieder einer großen italienisch-amerikanischen Familie erkrankten frühzeitig an einer autosomal-dominanten Form von Parkinson mit rasch fortschreitendem Verlauf. Das veränderte Gen liegt auf Chromosom 4. Aufschlussreich ist, dass das Park-1-Gen gleichzeitig für die Herstellung eines Eiweißstoffes, des Alphasynukleins, zuständig ist. Möglicherweise wird die Substanz durch das veränderte Gen nicht ausreichend abgebaut, lagert sich im Gehirn ab und schädigt die dopaminergen Nervenzellen. Die genauen Zusammenhänge müssen noch aufgeklärt werden. Alphasynuklein lässt sich auch in den Lewy-Körperchen nachweisen, die bei der Parkinson-Krankheit in der schwarzen Substanz angereichert sind.

Park-2 – bei sehr jungen Menschen:
In Japan wurde ebenfalls ein sehr früh einsetzender Parkinsonismus beschrieben, der sich im zweiten bis dritten Lebensjahrzehnt ausprägt und autosomal-rezessiv vererbt wird. Neben den typischen Symptomen Rigor, Tremor und Akinese bestehen Verkrampfungen der Füße (Dystonien). Diese Form verläuft sehr mild und spricht gut auf L-Dopa an. Der Genort wurde auf dem Chromosom 6 lokalisiert. Das Gen trägt den Namen Parkin.

Park-3 – Symptome nicht immer erkennbar:
Ein weiteres krankhaftes Gen wurde auf Chromosom 2 identifiziert. Bemerkenswert ist, dass nicht alle Träger der krankhaften Erbanlage trotz des autosomal-dominanten Erbgangs Parkinson-Symptome zeigen. Nur etwa 40 Prozent derjenigen, die die Erbanlage tragen, erkranken. Das Erkrankungsalter variiert stark.

Park-5 – sehr selten:
Die zugrunde liegende Mutation wurde bisher nur in einer Familie beobachtet.

Park-6 – früher Beginn, langsame Verschlechterung: Das betroffene Gen liegt auf Chromosom 1. Es handelt sich um einen rezessiven Erbgang. Das Protein trägt die Bezeichnung PINK 1.

Park-8 – später Krankheitsbeginn: Diese Veränderung im sogenannten LRRK-2-Gen kommt vermutlich bei größeren Teilen der Bevölkerung vor. Sie stellt zurzeit die häufigste bekannte Ursache für den erblich bedingten späten Erkrankungsbeginn, der zwischen dem 50. und 60. Lebensjahr liegt, dar. Auf Parkinson-Medikamente spricht die Erkrankung gut an. Vermutlich ist ein Teil von scheinbar zufällig entstehenden Parkinson-Erkrankungen auf diese Mutation zurückzuführen. Ein Teil der Betroffenen kann allerdings im Verlauf an Demenz erkranken.

Die Diagnosesuche

Fast immer beginnt die Parkinson-Krankheit mit Befindlichkeitsstörungen, die diskret und vieldeutig sind. Erst nach und nach gewinnen sie an Kontur und können dann als Symptom vom Arzt wahrgenommen werden. Im folgenden Kapitel erfahren Sie etwas über diese ersten Krankheitszeichen, über die Hauptsymptome sowie über die Untersuchungsverfahren, mit denen eine sichere Diagnose möglich ist.

 ## Erste Krankheitszeichen eher uncharakteristisch

Manchmal spürt man als Betroffener anfangs lediglich eine häufiger auftretende Müdigkeit und rasche Erschöpfbarkeit. Auch ein inneres Vibrieren oder gesteigerte Nervosität können die Erkrankung einleiten. Viele Parkinson-Kranke fühlen sich beunruhigt durch ziehende oder krampfartige Muskelschmerzen, ähnlich einem „Dauermuskelkater". Verdauungsstörungen, etwa Darmträgheit, treten stärker in Erscheinung. Unlust und bedrückte Stimmung können sich einstellen. Das Nachlassen von Entscheidungsfreude und Lebhaftigkeit fällt nicht selten Angehörigen zeitiger auf als den Betroffenen selbst.

Alle diese auf den ersten Blick vage erscheinenden Beschwerden können bereits Vorboten der später auftretenden Parkinson-Krankheit sein.

Ansprechpartner in dieser Phase ist in der Regel der Hausarzt. Er wird auch an den Beginn anderer Erkrankungen denken und beispielsweise eine Schilddrüsenstörung, Rheuma oder eine Depression ausschließen. Bei näherem Hinsehen lassen sich zu diesem Zeitpunkt oft schon erste Einschränkungen in der Beweglichkeit erkennen, die auf eine Störung im Nervensystem hindeuten. Da die Nervenzellveränderung in der Substantia nigra fast immer einseitig beginnt, macht sich die Bewegungsstörung zunächst auch nur auf einer Körperhälfte bemerkbar.

Neurologische Frühsymptome

Beim Gehen beispielsweise kann auffallen, dass ein Arm vermindert mitschwingt oder das Bein nachgezogen wird. Bei Aufregung

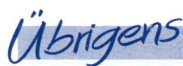

Erste Anzeichen

Befindlichkeitsstörungen, die den Parkinson-Hauptsymptomen vorausgehen können:

- Steifigkeitsgefühl, Muskel- und Gelenkschmerzen (Rigor),
- innere Unruhe, Nervosität (Tremor),
- körperliche Verlangsamung, Nachlassen von Lebhaftigkeit, Leistungsfähigkeit (Akinese).

kann die Hand zittern. Handgriffe, die Geschicklichkeit erfordern, fallen schwerer, sei es das Binden des Schnürsenkels oder das Zuknöpfen der Jacke. Riechstörungen können sich einstellen. Schließlich verraten auch verringertes Mienenspiel, eine leise Stimme und eine verkleinerte Schrift das beginnende Parkinson-Syndrom. Bisweilen

tritt frühzeitig auch ein gestörter Traumschlaf mit lautem Sprechen oder Umsichschlagen auf.

Der Fragebogen vom Kompetenznetz Parkinson kann helfen, frühzeitig an die Diagnose Parkinson-Krankheit zu denken.

 ## Welche Untersuchungen auf Sie zukommen

Bis heute gibt es keine objektiven Methoden, etwa Labortests, zum Nachweis der

Parkinson-Krankheit. Der Arzt kann die Diagnose anfangs nur klinisch, also an-

Selbst-Check: Früherkennung der Parkinson-Krankheit

Wenn Sie drei der folgenden neun Fragen mit „Ja" beantworten, gehören Sie zu den Personen, die erste Anzeichen von Parkinson haben könnten.

	Ja	Nein
1. Zittern Ihre Arme oder Beine?	☐	☐
2. Haben Sie Schwierigkeiten, beim Gehen oder Stehen das Gleichgewicht zu halten?	☐	☐
3. Fällt es Ihnen schwer, vom Stuhl aufzustehen?	☐	☐
4. Schleifen Sie mit den Füßen oder sind Ihre Schritte kleiner geworden?	☐	☐
5. Fühlen Sie sich manchmal plötzlich wie eingefroren, zum Beispiel wenn Sie durch eine Tür gehen?	☐	☐
6. Scheint Ihnen Ihr Gesicht weniger ausdrucksvoll als früher?	☐	☐
7. Hat Ihnen jemand gesagt, dass Ihre Stimme leiser sei als früher?	☐	☐
8. Ist Ihre Handschrift im Verhältnis zu früher kleiner geworden?	☐	☐
9. Fällt es Ihnen schwerer, Knöpfe an Ihrer Kleidung zu schließen?	☐	☐

Suchen Sie bei den ersten Veränderungen, die Sie beunruhigen oder Ihren Angehörigen aufgefallen sind, Ihren Arzt auf. Je frühzeitiger die Diagnose gestellt wird, desto eher kann eine individuelle Therapie begonnen werden und umso besser können Sie sich auf die Erkrankung einrichten und sie in Ihre weitere Lebensplanung mit einbeziehen.

hand der Erscheinung und des Verlaufs der Erkrankung stellen. Richtungsweisend sind dabei die Angaben, die er dem Gespräch mit Ihnen entnimmt, sowie die Ergebnisse der körperlich-neurologischen Untersuchung.

Da die Krankheit sich schleichend entwickelt und am Anfang vielgestaltig ist, muss er bisweilen bestimmte Grenzbefunde länger im Auge behalten und diese im Verlauf beobachten. Wie in einem Puzzle ergeben dann bestimmte Symptome ein Bild, das den Verdacht in Richtung der Erkrankung lenkt (siehe „Das diagnostische Gespräch", Seite 34).

Die körperlich-neurologische Untersuchung

Nach dem Gespräch, während dem Ihr Arzt aufmerksam Ihre Mimik, aber auch Ihre Stimme und Ihr Sprechen registriert hat, wird er Sie einige Schritte im Zimmer auf und ab gehen lassen.

Er wird beobachten, ob Sie kürzere Schritte machen, einen Arm weniger mitschwingen oder beim Herumdrehen mit den Füßen am Boden haften bleiben. Um zu beurteilen, wie Sie das Gleichgewicht halten können, wird er Sie im Stehen leicht anstoßen. Ein Schreibtest zeigt an, ob Ihre Schrift kleiner oder zittriger geworden ist.

Zur Einschätzung des Rigors, der erhöhten Muskelspannung, sollten Sie möglichst entspannt liegen. Der Arzt wird Arme und Beine durchbewegen und auf die Stärke des Muskelwiderstandes achten. Gelegentlich kann er ein „Zahnradphänomen" auslösen.

Der Widerstand der Muskeln gibt hierbei mehrmals ruckartig nach (siehe Abb.).

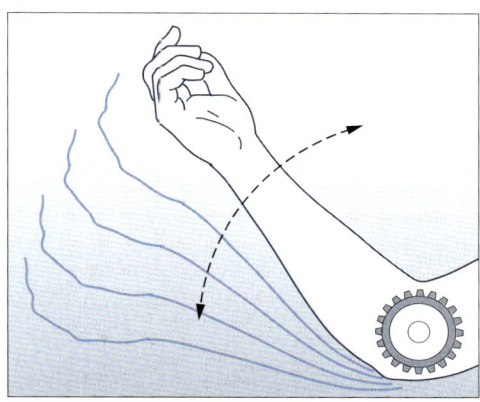

▲ Das „Zahnradphänomen".

Weiter werden Sie bei der Untersuchung aufgefordert, Ihre Hände wie beim Einschrauben einer Glühbirne schnell zu drehen (siehe Abb.). Bei der Parkinson-Krankheit sind diese Drehbewegungen verlangsamt oder stockend.

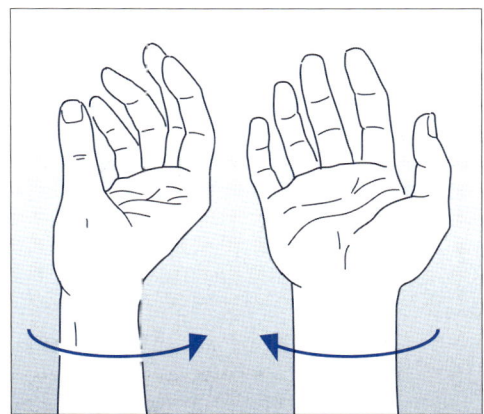

▲ Drehbewegungen sind oft verlangsamt oder stockend.

Vermutet der Arzt eine Störung der Feinmotorik, wird er Sie bitten, in rascher Fol-

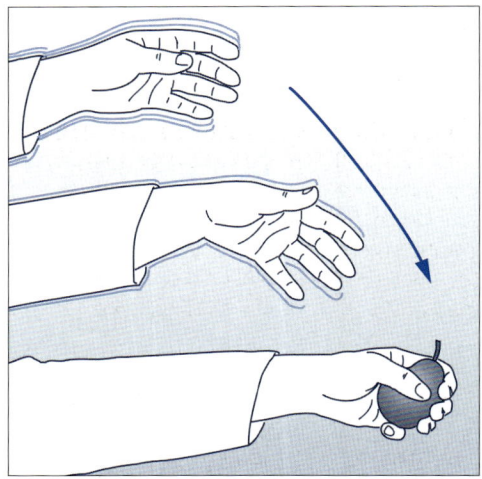

▲ Der Tremor lässt beim Zufassen nach.

ge mit dem Zeigefinger auf den Daumen zu tippen.

Der Tremor, vom Laien oft als parkinsontypisch betrachtet, erfordert genaues Hinsehen. Für den Arzt stellt sich die Aufgabe, hiervon eine andere häufige Form, den essenziellen Tremor (siehe Seite 38) abzugrenzen.

Der typische Parkinsontremor zeigt sich bei entspannter Haltung in Arm oder Bein und

Das diagnostische Gespräch

Beim ersten Gespräch ist der Arzt darauf angewiesen, möglichst viele Informationen von Ihnen zu erhalten. Scheuen Sie sich nicht, Begebenheiten, die Ihnen aufgefallen sind, zu erwähnen, auch wenn Ihnen diese unwesentlich erscheinen. Im ärztlichen Gespräch wird man Sie nach den Anfangssymptomen fragen.
Richtungsweisend ist, wenn diese einseitig begonnen haben. Bringen Sie auch eine Liste aller Ihrer Medikamente, die Sie derzeit einnehmen, mit. Wie Sie bereits gelesen haben, können auch bestimmte Medikamente ein Parkinson-Syndrom auslösen (siehe Seite 25).
Schließlich ist es für den Arzt auch wichtig zu wissen, ob im Umfeld Ihrer Familie weitere Parkinson-Erkrankungen aufgetreten sind.

verschwindet beim Bewegen, etwa dem Zufassen mit der Hand (siehe Abb.). Wie andere Tremorformen auch, verstärkt er sich bei Aufregung. Der Tremor ist ein sehr häufiges Krankheitszeichen.

🦻 Die Diagnose ist gesichert

Die spontane Erleichterung über das Ende der Ungewissheit („Endlich weiß ich, was mit mir los ist") wird oft direkt durch einen Schock abgelöst: „Ich habe eine neurologische Krankheit, die bis heute nicht heilbar ist, sondern langsam fortschreitet! Das ist ja schrecklich, womit habe ich das verdient? Jetzt ist alles aus, das ist das Ende."

Diese Reaktion ist für uns alle typisch: Wir setzen uns in der Regel in den Zeiten der Gesundheit nicht mit Krankheiten auseinander und informieren uns nicht über die Vielzahl an psychischen und körperlichen Erkrankungen unseres Organismus. Deshalb stehen wir mehrheitlich völlig unvorbereitet und hilflos vor dieser Situati-

Übrigens

Gefühle und Gedanken während der Suchphase

Die Suchphase ist für fast alle Betroffenen sehr schwierig und belastend. Viele wollen zu Beginn nicht wahrhaben, dass sich ihr Körper verändert anfühlt und zögern den Arztbesuch lange hinaus.

Oft sind es dann auch die Partner und gar nicht die Betroffenen selbst, die mit ihrem Drängen den Prozess in Gang setzen und damit das, wovor eine völlig unbestimmte Angst die Menschen zurückhält: sich mit der Möglichkeit einer Krankheit auseinandersetzen zu müssen; lieber handeln sie nach dem Motto: „Was ich nicht weiß, macht mich nicht heiß."

Tatsachen akzeptieren

Andererseits beschreiben Parkinson-Betroffene eine fortlaufende Unruhe, da die bemerkten Veränderungen nicht nachlassen, sondern im Gegenteil stärker werden. Hier gilt es, den Tatsachen aktiv und sachlich ins Auge zu sehen. Probleme – auch gesundheitliche – können nur gelöst werden, wenn man sich ihnen stellt, also sie erkennt und benennt. Wer sich erst gar nicht mit einer möglichen Krankheit auseinandersetzt, stellt dadurch eventuell bereits die Weichen für eine spätere Denkweise, in der Hoffnungslosigkeit, Verlust und Passivität dominieren.

Leider kann die Suchphase auch beim besten Willen und Wollen des Patienten manchmal negativ verlaufen: Es existieren sehr viele Schilderungen von Patienten über Odysseen von Arzt zu Arzt, von einer erfolglosen Behandlung zur nächsten, bei der die unterschiedlichsten angeblichen Beschwerden behandelt wurden, wie zum Beispiel Schulter-Arm-Syndrom, Depression usw.

Endlich Klarheit

Dies bewirkt, dass letztendlich die definitive Diagnose der neurologischen Krankheit Parkinson – die alle bisher erlebten Symptome erklärt – zunächst sogar zu einer Erleichterung bei den betroffenen Patienten führt, nach dem Motto: „Jetzt habe ich endlich Klarheit, jetzt werden meine Beschwerden ernst genommen, jetzt kann mir endlich geholfen werden!" Denn die Krankheit Parkinson hat gegenüber vielen anderen neurologischen Krankheiten den Vorteil, dass bei ihr eine große Zahl von Medikamenten und Selbstbeeinflussungsmöglichkeiten vorhanden sind.

Jeder Mensch fühlt sich mit einer Therapie, die der Arzt seines Vertrauens einsetzt, gleich ein bisschen besser. Die Möglichkeiten der positiven Selbstbeeinflussung sind den Betroffenen meist nicht so bekannt und viele haben zunächst auch eine gewisse Scheu vor der Selbstverantwortung, die aber bald verfliegt.

on. Viele sprechen mit niemandem außer dem Partner über die Diagnose, sie können nicht einmal daran denken, ohne verzweifelt weinen zu müssen.

Aber je schneller die Zeit der Hilflosigkeit und Starre überwunden ist, desto besser sind die Chancen für einen konstruktiven Umgang mit der Krankheit. Verständnisvolle Partner und einfühlsame Freunde können jetzt helfen, die Weichen richtig zu stellen.

Der Angst, die die Diagnose hervorgerufen hat, ist im ersten Schritt gut durch Informationen zu begegnen, Informationen, die nach dem Benennen von Problemen auch sofort Bearbeitungsmöglichkeiten anbieten. Diese Schritte wollen wir im Folgenden tun. Wir informieren Sie über alles Wissenswerte aus dem medizinischen Bereich, damit Sie das Handeln Ihres Arztes verstehen und unterstützen können. Wir zeigen Ihnen hilfreich gedankliche und gefühlsmäßige Einstellungen auf, die helfen können, den Organismus zu stabilisieren. Wir beschreiben den negativen Einfluss von Angst, Panik und Stress und stellen Ihnen typische Angst- und Stressreaktionen vor. „Was kann ich von Anfang an besser machen? Wie lerne ich zu Beginn, das Beste für mich umzusetzen?" Diese Fragen sollen im Folgenden beantwortet werden.

Die Hauptsymptome

Wahrscheinlich wurde auch bei Ihnen die Diagnose „Parkinson" eindeutig erst dann gestellt, nachdem neben der Bewegungsverarmung (Akinese) noch eines der folgenden drei Hauptsymptome erkennbar wurden:

- Muskelspannung (Rigor)
- Zittern (Tremor)
- Gleichgewichtsstörung (posturale Instabilität)

Im Folgenden können Sie lesen, welche Merkmale diesen Symptomen zugeordnet werden.

Akinese – wenn die Bewegungen langsamer werden

Unter dem Begriff Akinese (griechisch kinesis = Bewegung, Vorsilbe a = ohne, fehlend) versteht man das völlige Fehlen willkürlicher und spontaner Bewegungen. Dieser Begriff wurde traditionell beibehalten, wenngleich er der Bewegungsstörung bei der Parkinson-Krankheit nur unvollständig gerecht wird. Zutreffender ist es, von Bradykinese (griechisch brady = langsam) oder Hypokinese (griechisch hypo = unter,

darunter) zu sprechen, wenn Körperbewegungen verlangsamt oder vermindert sind.

Als Betroffener spürt man das am ehesten bei differenzierten Tätigkeiten wie dem Zuknöpfen von Kleidungsstücken oder dem Anlegen der Armbanduhr, vielleicht auch bei handwerklichen Tätigkeiten oder beim Musizieren. Bei willkürlichen Handlungen – wie dem Aufstehen aus einem Stuhl – kann der Bewegungsstart verzögert sein. Ähnliche „Startstörungen" können auch die ersten Schritte beim Gehen erschweren. Die Beine scheinen dann geradezu am Boden festzukleben. Sogenannte „Engpassstörungen" liegen vor, wenn es für den Betroffenen schwierig wird, zügig eine Tür oder einen schmalen Gang zu durchqueren.

Dass auch unwillkürliche, also unbewusst ablaufende Bewegungen vermindert sind, bemerken oft Angehörige eher als der Betroffene selbst. Sie halten beispielsweise ihren Partner für teilnahmsloser als früher, weil sich Gefühlsregungen nicht mehr so deutlich in dessen Gesichtsausdruck widerspiegeln. Vielen Erkrankten fällt es schwer, die Lautstärke beim Sprechen oder die

▼ Das Schreiben fällt oft schwerer und die Schrift verkleinert sich.

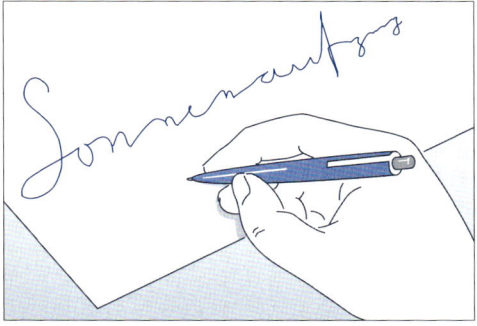

Schriftgröße beim Schreiben aufrechtzuerhalten.

Seltener werden von den Betroffenen auch sogenannte Ausgleichsbewegungen ausgeführt, mit denen wir normalerweise eine unbequeme Haltung – etwa im Sitzen oder beim Schlafen – korrigieren. Die einseitige Belastung von Muskeln und Gelenken kann zusätzlich Schmerzen hervorrufen, vor allem im Rücken- und Schulterbereich.

Rigor – der Körper unter Anspannung

Mit Rigor (lateinisch = Steifheit) bezeichnet man einen anhaltend gesteigerten Spannungszustand der Muskulatur. Er kann als Taubheit oder Steifigkeit empfunden werden. Meist ist der Rigor auf einer Körperhälfte stärker ausgeprägt. Der Rigor trägt zur typischen Haltung der Parkinson-Patienten bei: Arme und Beine sind leicht angebeugt, die Schultern nach vorn gezogen.

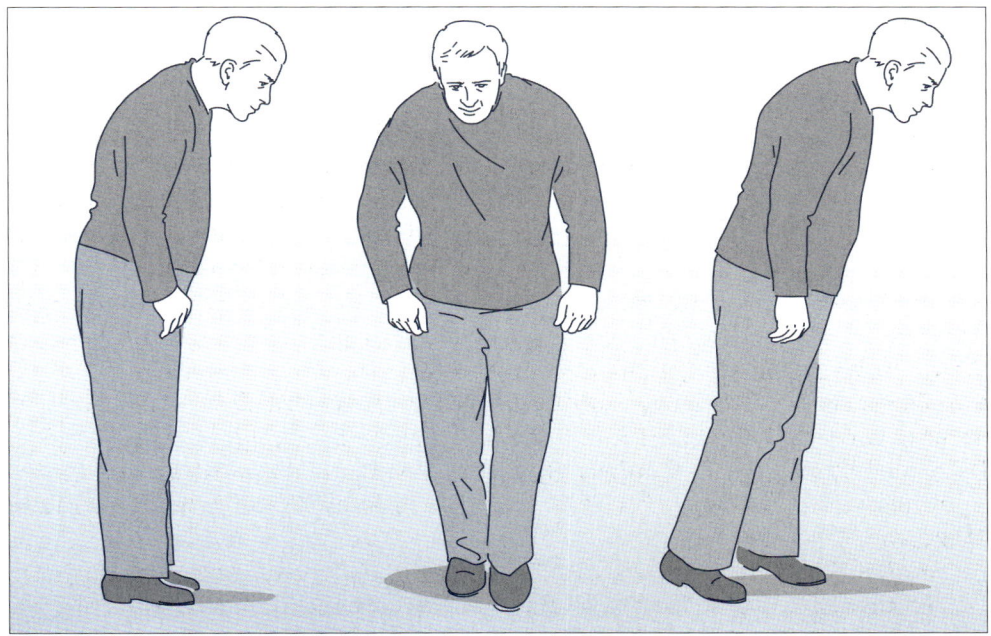

▲ Die typische Haltung eines Parkinson-Patienten: Arme und Beine sind leicht angewinkelt, die Schultern nach vorn gezogen.

Rumpf und Kopf sind vornübergeneigt, weichen vielleicht auch etwas zur Seite ab.

Tremor – das Zittern als bekanntestes Symptom

Der Tremor (lateinisch = Zittern) stellt das bekannteste Parkinson-Symptom dar. Bei 80 Prozent der Betroffenen ist er bereits zu Beginn oder aber im Verlauf der Erkrankung zu beobachten, oft verliert er sich dann wieder. Typischerweise besteht der Tremor bei Parkinson-Patienten als Ruhetremor. Er wird in entspannter Haltung offensichtlich, beispielsweise an den im Schoß liegenden Händen eines sitzenden Patienten. Bewusst ausgeführte Zielbewegungen – wie etwa der Griff nach einem Gegenstand – lassen den Tremor schnell abklingen.

Alltagsverrichtungen bleiben daher für die meisten Betroffenen weiterhin ohne große Mühe durchführbar. Dennoch wird das Zittern von den Betroffenen oft als sehr störend empfunden, da es für die Umgebung sichtbar ist und sich bei Gemütsregungen, sei es Freude oder Schreck, noch verstärkt.

Als Betroffener ist man daher zumeist darauf bedacht, das Zittern zu verbergen. Das führt allerdings eher zur Verstärkung des Symptoms oder zu Muskelschmerzen. Der Rückzug aus dem öffentlichen Leben ist in solchen Fällen nicht selten die Folge.

Selbst wenn der Tremor bei Parkinson-Patienten häufig auftritt, ist nicht jedes Zittern gleichzusetzen mit der Parkinson-Krankheit. Abzugrenzen ist, weil anders zu behandeln, der sogenannte essenzielle Tremor (lateinisch essenziell = eigentlich).

Dieser kommt oft im Alter oder gehäuft bei mehreren Mitgliedern einer Familie vor.

Im Unterschied zum typischen Parkinson-Ruhetremor erschwert der essenzielle Tremor das Halten eines Gegenstandes (Haltetremor) oder das zielgenaue Ausführen einer bestimmten Bewegung (Aktionstremor). Der essenzielle Tremor ist damit für die Ausübung der Alltagsverrichtungen hinderlicher als der Parkinson-Ruhetremor.

Bei einem geringen Teil der Parkinson-Patienten können beide Tremorformen kombiniert auftreten. In diesem Fall muss die Behandlung dann entsprechend zweigleisig erfolgen.

Posturale Instabilität – aus dem Gleichgewicht geraten

Vielen Betroffenen fällt es schwer, im Gedränge kleine Stöße an den Körper abzufangen. Weil sie das Gleichgewicht schlechter halten können, stolpern sie leicht. Ablenkung während des Gehens kann die Gangunsicherheit noch erhöhen. So kann es problematisch werden, sich während des Spazierganges mit dem Partner zu unterhalten und gleichzeitig ein Taschentuch aus der Jacke zu ziehen. Besser ist es, kurz anzuhalten, um konzentriert einen bestimmten Handgriff auszuführen.

Die Parkinson-Experten bewerten eine leichte Haltungsinstabilität nach neuerer Nomenklatur als eines der Frühzeichen der Parkinson-Krankheit. Steht die Gleichgewichtsstörung mit starker Sturzneigung hingegen ganz im Vordergrund, spricht das mehr für ein atypisches Parkinson-Syndrom.

Zusätzliche Krankheitszeichen

Die Parkinson-Krankheit kann weitere Einschränkungen mit sich bringen. Diese Symptome sind jedoch von Fall zu Fall unterschiedlich ausgeprägt oder können auch fehlen. Nicht jedes der im Folgenden aufgezeigten zusätzlichen Krankheitszeichen wird also auch auf Sie zutreffen.

Sprechstörungen

Bei Parkinson-Kranken kann das Sprechen unverständlich werden. Oft ist das Sprechtempo überhastet, manchmal verlangsamt. Die Stimme wird leiser, rauer oder monoton. Ein trockener Mund, aber auch verstärkter Speichelfluss können den Sprechvorgang zusätzlich behindern.

Schmerzen

Diese können bereits auftreten, bevor die Bewegungsstörung sichtbar wird, aber auch im Verlauf der Krankheit infolge der Fehlbelastung des Bewegungsapparates. Betroffen sind oft Nacken, Schultern, der Rücken und die Gliedmaßen. Die Schmerzen können auch mit Muskelverkrampfungen verbunden sein.

Vegetative Störungen

Bei der Parkinson-Krankheit können auch verschiedene automatisch ablaufende, von unserem Willen weitgehend unabhängige Körperfunktionen außer Kontrolle geraten. Diese Körperfunktionen nennt man vegetativ. Solche Symptome treten jedoch nicht alle gleichzeitig auf, bisweilen sind sie auch nur sehr gering ausgeprägt.

Magen-Darm-Beschwerden: Auch die Verdauungsorgane arbeiten langsamer. Die Speisen verweilen dadurch länger als gewöhnlich im Magen, was zu Aufstoßen und Völlegefühl führt. Viele Parkinson-Kranke klagen über Darmträgheit, die durch mangelnde Bewegung und eine unzureichende Flüssigkeitszufuhr noch zunimmt.

Störungen beim Wasserlassen: Gehäuftes oder aber verzögertes Wasserlassen kommt auch außerhalb der Parkinson-Krankheit häufig vor, beispielsweise bei einer Schwäche der Beckenbodenmuskulatur oder einer Vergrößerung der Prostata (Vorsteherdrüse). Geht die Kontrolle über den Harnfluss vollkommen verloren, spricht man von Inkontinenz.

Der bei Parkinson-Betroffenen vermehrte Harndrang kann eine Inkontinenz vortäuschen, wenn durch eine plötzlich auftretende Gehblockade die Toilette nicht rechtzeitig erreicht wird.

Vermehrter Speichelfluss: Dieses Symptom beruht weniger auf vermehrter Speichelbildung als darauf, dass der Speichel nicht mehr automatisch heruntergeschluckt wird.

Schweißausbrüche: Anfallsartiges Schwitzen tritt vor allem nachts auf und ist für die Betroffenen sehr unangenehm. Das starke Schwitzen kann es erforderlich machen, die Nachtwäsche öfter zu wechseln.

Kreislaufstörungen: Beim plötzlichen Aufstehen vom Stuhl oder vom Bett fällt manchmal der Blutdruck ab. Ist der Betroffene darauf nicht eingerichtet, kann es durch ein entstehendes Schwindelgefühl zu Stürzen kommen.

Schlafstörungen: Viele Parkinson-Kranke können sich auch nachts schlecht bewegen. Schwierigkeiten beim Herumdrehen, Muskelkrämpfe, Unruhegefühl in den Beinen (englisch = „restless legs"), aber auch Harndrang oder ein aufregender Traum können den Schlaf öfter unterbrechen und ein Durchschlafen fast unmöglich machen.

Nachlassen der Sexualfunktion: Störungen in diesem Bereich sind vielschichtig und zumeist körperlich und seelisch bedingt (siehe Seite 119). Das Nachlassen der sexuellen Aktivität und des Erlebens kann durch Parkinson-Medikamente wieder verbessert werden – bisweilen sogar über das gewünschte Maß hinaus! Wichtig ist hierbei, falsches Schamgefühl und Ängste beiseite zu lassen und ein offenes Gespräch mit dem Partner und/oder dem behandelnden Arzt zu suchen.

Vermehrte Talgabsonderung: Die sogenannte „Salbenhaut" und eine starke Schuppenbildung können auftreten.

Psychische Veränderungen

Depressionen und Ängste begleiten häufig die Parkinson-Krankheit. Sie sind vermutlich zunächst auf das gestörte Gleichgewicht der Nervenbotenstoffe im Gehirn zurückzuführen (siehe Seite 22).

Andererseits führt die Krankheit selbst wieder – reaktiv – zu depressiven Verstimmungen. Angehörige von Betroffenen bemerken auch oft, dass ihr Partner bedächtiger wirkt, die Denkvorgänge brauchen mehr Zeit, neue Situationen werden möglichst gemieden. Konzentration und Merkfähigkeit können nachlassen.

 ## Welche Untersuchungen jetzt sinnvoll sind

Vermutet Ihr Arzt bei Ihnen ein Parkinson-Syndrom, wird er Ihnen in der Regel eine Untersuchung durch den Neurologen vorschlagen. Dieser wird der Erkrankung weiter auf den Grund gehen. Denn nicht bei allen Betroffenen handelt es sich tatsächlich um das idiopathische Parkinson-Syndrom – die Form also, die ohne ersichtliche Vorerkrankung zustande kommt (siehe Seite 22).

Bei einer kleinen Gruppe von Patienten lassen sich verschiedene greifbare Ursachen für die Erkrankung erkennen, die ein anders geartetes Vorgehen erfordern. So können bestimmte Medikamente vorübergehend ein Parkinson-Syndrom auslösen. In einer Reihe von Fällen sind andere Erkrankungen des Gehirns mit einem Parkinson-Syndrom verbunden.

Apparative Untersuchungen

Mehrheitlich ist man heute der Auffassung, zumindest einmal im Krankheitsverlauf eine sogenannte Magnetresonanztomographie (MRT) oder eine Computertomographie (CT) durchzuführen. Abweichungen im Aufbau des Gehirns können hiermit genauer beurteilt werden, wie etwa bei Durchblutungsstörungen, dem Normaldruckhydrozephalus oder selten auftretenden Hirngeschwülsten. Besteht Verdacht auf Einengungen der zum Gehirn führenden Blutgefäße, werden diese mit Ultraschall untersucht.

Eine Methode, die anfangs kontrovers bewertet wurde, ist die Ultraschalluntersuchung der Substantia nigra. Bei fachkundiger Durchführung – bevorzugt in Spezialzentren für Parkinson-Kranke – eignet sich die Untersuchung unterstützend zur Frühdiagnostik der idiopathischen Parkinson-Krankheit.

Die genannten Untersuchungen sind ambulant durchführbar und schmerzlos.

Der L-Dopa-Test

Ihr Arzt kann die Verdachtsdiagnose eines idiopathischen Parkinson-Syndroms durch die Überprüfung der L-Dopa-Wirkung erhärten. Hierzu nehmen Sie unter ärztlicher Beobachtung einmalig eine Einzeldosis des Wirkstoffes ein. Der Test ist ambulant durchführbar und erfolgt in der Praxis des Neurologen oder einer Spezialambulanz für Parkinson-Kranke. L-Dopa ist die Vorstufe des im Gehirn wirksamen Botenstoffes Dopamin, der bei der Parkinson-Krankheit nicht mehr ausreichend zur Verfügung steht. Da Ihr Körper (noch) nicht an das Medikament gewöhnt ist, erhalten Sie vorher zum Schutz vor Übelkeit oder Blutdruckschwankungen das Präparat Domperidon.

Mit 150 bis 200 Milligramm L-Dopa in Form einer Trinktablette bekommen Sie dann eine etwas größere Menge der Wirksubstanz als sonst bei Neueinstellung üblich. Liegen bei Ihnen Symptome vor, die auf L-Dopa reagieren, treten diese nach der Testdosis kurzzeitig um mindestens 30 Prozent zurück. Bei der dann folgenden Einstellung auf spezielle Parkinson-Medikamente ist mit einer lang anhaltenden Besserung zu rechnen.

Sollte die einmalig eingenommene L-Dopa-Tablette nichts bewirkt haben, schließt das andererseits eine Parkinson-Krankheit nicht aus. Vor allem der Tremor spricht nicht regelhaft auf L-Dopa an. Ein Behandlungsversuch über einige Wochen ist dennoch sinnvoll. Eine solche Therapie schadet gesunden Menschen nicht, bringt aber mehr diagnostische Sicherheit. Verspüren Sie nach einigen Wochen keine Besserung, kann man davon ausgehen, dass wahrscheinlich keine klassische idiopathische Parkinson-Krankheit vorliegt.

Bisweilen wird anstelle von L-Dopa zur diagnostischen Absicherung die ähnlich wirkende Substanz Apomorphin verwendet. Hier sind Übelkeit und Blutdruckabfall öfter möglich.

Spezialuntersuchungen nur in seltenen Fällen

Ist die Einordnung des Parkinson-Syndroms weiterhin schwierig, erfolgen in einzelnen Fällen Untersuchungen, die Aufschluss über Stoffwechselvorgänge innerhalb des Gehirns geben. Besteht der Verdacht auf ein atypisches Parkinson-Syndrom, erfolgen

Das Geschehen rund um die Diagnosestellung

Untersuchungen wie die SPECT (= Single-Photon-Emmissions-Computer-Tomographie). Der sogenannte DAT-Scan (Dopamin-Transporter-Scan) eignet sich zur Abgrenzung des essenziellen Tremors vom Parkinsontremor oder zur Klärung, ob überhaupt eine Erkrankung im Dopaminsystem vorliegt.

Weitgehend wissenschaftlichen Zwecken vorbehalten sind bildgebende Untersuchungen wie Fluor-Dopa-PET und Racloprid-PET. (PET = Positronen-Emissions-Tomographie). Das Fluor-Dopa-PET ermöglicht es, die Speicherfähigkeit des Gehirns für Dopamin bildlich darzustellen. Diese Speicherfähigkeit ist bei Patienten mit einem idiopathischen Parkinson-Syndrom aufgrund des Nervenzellverlustes in der schwarzen Substanz deutlich vermindert. Mithilfe des Racloprid-PET sind die Dopaminrezeptorbindungen darstellbar.

Eine Patientengeschichte

„Im Frühjahr sprach mich eine Bekannte auf ein Zittern meines linken Armes an, das ich mir auch nicht erklären konnte. Wir verfolgten diese Angelegenheit zunächst nicht weiter. Einige Zeit später suchte ich einen Neurologen auf. Der Neurologe sah mich an, ließ mich ein paar Sätze schreiben, machte noch einige Untersuchungen und sagte mir dann, dass ich seiner Ansicht nach an Parkinson erkrankt sei. Da sich bei mir diese Krankheit nur recht langsam weiterentwickelte – längere Zeit spürte ich nur den Tremor im linken Arm und eine gelegentliche Änderung meiner Gehbewegungen –, störte sie mich nicht übermäßig. Im Laufe der Zeit gewöhnte ich mich an die Abhängigkeit von den Tabletten ebenso wie daran, aufgrund des Tremors interessiert beäugt zu werden. Als störend empfand ich allerdings, dass mein emotionaler Zustand jederzeit anhand meines Zitterns erkannt werden konnte. Ich nahm die vom Arzt verordneten Parkinson-Medikamente recht regelmäßig ein und fühlte mich wieder wohl – ganz so wie in gesunden Zeiten.

Mal gut, mal weniger gut

Im Laufe der Jahre nahmen jedoch die Beschwerden durch die Parkinson-Krankheit zu: Das Zittern ging auch auf den rechten Arm über, die Schritte wurden kleiner und das Gehen wurde auf die Zehenspitzen verlegt. Dadurch verstärkte sich die krumme Haltung des Oberkörpers und die Steifigkeit des Körpers und die Verspannungen des Rückens nahmen zu. Vor allem das Aufstehen und das Zubettgehen wurden immer schwieriger.

Für Außenstehende mag es verwunderlich klingen, aber es gab immer wieder Tage, an denen ich mich in dem Glauben wähnte, völlig gesund zu sein. An solchen Tagen konnte ich mich sehr locker bewegen und mir schien, als spränge ich „wie ein junger Gott" durch die Gegend.
Diese Zeiten nutzte ich, um Aktivitäten unterschiedlichster Art zu entfalten. Auf diese Weise hielt ich den Kontakt zur Umgebung aufrecht.

Hoffnung bleibt

Erwähnenswert ist vielleicht auch, dass ich seit Jahren mit recht wenig Schlaf auskomme. Ich schlafe zwar schnell ein, wache aber am frühen Morgen (meist gegen fünf Uhr) auf und beginne dann mein Tagwerk. Als kleinen Ausgleich ruhe ich mittags etwas.
Wenn schon die Krankheit nicht ganz besiegbar ist – ich gebe die Hoffnung nicht auf, dass noch entsprechende Forschungsergebnisse erzielt werden. So wäre ich froh und dankbar, wenn durch den Einsatz neuer Mittel – aber so wenig wie möglich – die Zeiten guter Beweglichkeit möglichst weit ausgedehnt werden könnten."

Die Behandlungsmöglichkeiten

Eine Vielzahl von Methoden steht heute für die Behandlung der Parkinson-Erkrankung zur Verfügung. Neben Medikamenten unterstützen gezielte Maßnahmen wie Physiotherapie, Logopädie und psychologische Beratung Ihr körperliches und seelisches Wohlbefinden. Was im Einzelfall zur Anwendung kommt, hängt von Art und Ausprägung der Symptome ab. Operative Eingriffe am Gehirn sind heute fester Bestandteil der Therapie und werden dann erwogen, wenn die medikamentösen Möglichkeiten an Grenzen stoßen. Informieren Sie sich über die Wirkungsweise der Medikamente und ihren Einsatz zu Behandlungsbeginn. Lesen Sie, welche Begleittherapien die Medikamentenbehandlung sinnvoll ergänzen (siehe Abb.).

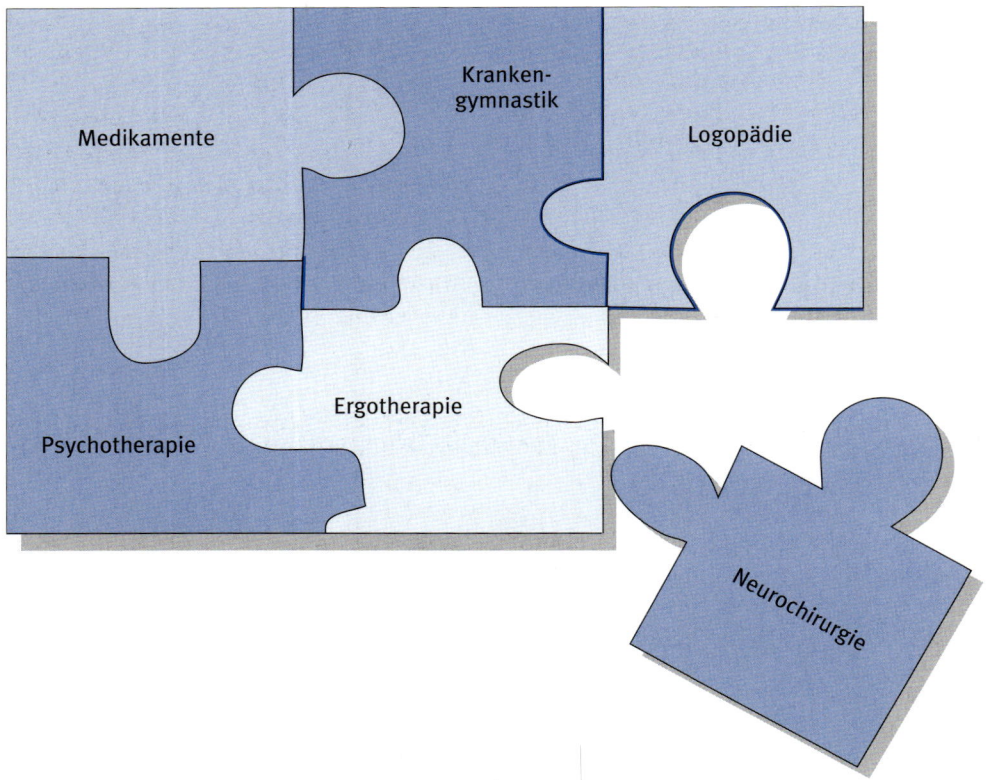

▲ Die Parkinson-Therapie setzt sich aus mehreren Elementen zusammen, die je nach individuellen Erfordernissen in unterschiedlichem Ausmaß zum Tragen kommen.

Medikamente – Symptome unter Kontrolle

Sobald Sicherheit über die Diagnose besteht, wird Ihr Arzt in der Regel die Medikamentenbehandlung einleiten. Diese soll das Krankheitsgeschehen optimal bessern, aber auch gut verträglich sein. Die Vielzahl der verfügbaren Präparate bietet heute für jeden Patienten eine individuell abgestimmte Therapie.

Verschiedene Wirkmechanismen im Gehirn

Obgleich wir nicht genau wissen, warum die Parkinson-Krankheit im Einzelfall zustande kommt, ist doch der Krankheitsmechanismus recht gut aufgeklärt (siehe ab Seite 19). Im Mittelpunkt des Geschehens steht, wie beschrieben, der durch Nervenzellveränderungen in der Substantia nigra hervorgerufene Dopaminmangel. Infolge des Verlustes an Dopamin geraten auch andere Neurotransmitter (Nervenbotenstoffe) außer Kontrolle (siehe Seite 22).

Die Behandlung mit Medikamenten zielt darauf ab, das fehlende Dopamin zu ersetzen. Auch das Ungleichgewicht der übrigen Nervenbotenstoffe wird wieder in die Balance gebracht.

Um Dopamin im Gehirn anzureichern, bestehen unterschiedliche Zugangswege. Zum einen kann Dopamin über seine Vorstufe L-Dopa direkt dem Gehirn zugeführt werden. Zum anderen können Ersatzstoffe, die Dopaminagonisten, die Wirkung des Nervenbotenstoffes nachahmen. MAO-B-Hemmer und COMT-Hemmer schließlich blockieren solche Enzyme, die am Abbau von L-Dopa und/oder Dopamin beteiligt sind (siehe ab Seite 46). Dadurch wird eine größere Menge des wirksamen Neurotransmitters an wichtigen Schaltstellen im Gehirn angereichert. Die übrigen Nervenbotenstoffe wieder in ein Gleichgewicht zu bringen, bewirken die Anticholinergika, die Amantadine sowie die Substanz Budipin.

Tabelle 1.1: Wirkungsweisen der verschiedenen Stoffgruppen

Wirkung	Stoffgruppe
dopaminerge Wirkung	L-Dopa Dopaminagonisten MAO-B-Hemmer COMT-Hemmer
Ausgleich des Übergewichts anderer Nervenbotenstoffe	Amantadine Anticholinergika Budipin

Parkinson-Medikamente im Überblick

Zur Behandlung der Parkinson-Krankheit steht den Patienten heute eine Reihe hilfreicher und wirksamer Medikamente zur Auswahl. Selbst wenn damit die Erkrankung noch nicht ursächlich beeinflussbar ist, lassen sich doch die Krankheitssymptome gut beherrschen.

L-Dopa – hochwirksames und verträgliches Basismedikament

Unser Gehirn ist durch die Blut-Hirn-Schranke vor „unerwünschten" Substanzen geschützt. Zu diesen gehört auch das Dopamin, welches bei Gesunden in ausrei-

chender Menge vom Körper selbst produziert wird.

Um bei der Parkinson-Krankheit fehlendes Dopamin zu ersetzen, wird dem Körper L-Dopa, die Vorstufe von Dopamin, zugeführt. Diese Substanz kann die Barriere zwischen Blutgefäßen und Hirngewebe überwinden. Damit L-Dopa nicht schon vorzeitig im Körper zu Dopamin umgewandelt wird, sondern den Gehirnzellen zugute kommt, werden sogenannte Decarboxylase-Hemmer zugesetzt. Die heute üblichen Decarboxylase-Hemmer Benserazid und Carbidopa ermöglichen, die L-Dopa-Menge pro Tablette auf ein Viertel bis ein Fünftel der früher verwendeten Dosis zu senken.

Nebenwirkungen wie Übelkeit, Erbrechen und Blutdruckabfall, die zu Beginn der L-Dopa-Ära in den 1960er-Jahren vielen Patienten zu schaffen machten, treten dadurch heute nur noch selten auf. L-Dopa bessert meist schon innerhalb weniger Tage bis Wochen die Parkinson-Symptome, am deutlichsten Akinese und Rigor.

Übrigens

Welches L-Dopa wann?

Im Handel sind L-Dopa-Präparate mit unterschiedlich rascher Wirkstofffreisetzung erhältlich. Neben den „Standardtabletten", die zumeist tagsüber eingenommen werden, gibt es eine Kombination aus L-Dopa und Benserazid in Form schnell wirksamer Trinktabletten. Diese dienen als „Starthilfe" nach dem morgendlichen Erwachen und ebenso zur Unterbrechung von Phasen schlechter Beweglichkeit. Eine gute Beweglichkeit über die Nachtstunden ermöglichen Retard- oder Depottabletten mit verzögerter, aber länger anhaltender Wirkung.

L-Dopa und Carbidopa können auch als Infusion über einen in den Zwölffingerdarm führenden Zugang kontinuierlich verabreicht werden, wenn Wirkschwankungen nicht anderweitig ausgeglichen werden können.

Dopaminagonisten ersetzen den Botenstoff

Diese Präparate imitieren die Dopaminwirkung, indem sie an den Schaltstellen im Gehirn ansetzen, an denen die Nervenimpulse durch Dopamin übertragen werden. Ursprünglich wurden sie in späteren Krankheitsstadien ergänzend zur Behandlung mit L-Dopa eingesetzt, um dessen Wirkung zu verlängern und zu verstärken. Inzwischen belegen Studien wesentlich günstigere

Krankheitsverläufe, wenn die Dopamin-agonisten frühzeitig in der Therapie eingesetzt werden. Insbesondere Beweglichkeitsschwankungen und Überbewegungen treten geringer, seltener und später in Erscheinung.

Vor allem jüngere Erkrankte profitieren von der Frühkombination eines Dopamin-agonisten mit niedrig dosiertem L-Dopa. Bei vielen Patienten reicht anfangs sogar der Dopaminagonist allein zur Behandlung aus.

Die Einstellung auf diese Präparate erfordert jedoch Geduld, da die Besserung der Parkinson-Symptome verglichen mit L-Dopa langsamer eintritt und auch häufiger mit Nebenwirkungen zu rechnen ist. Übelkeit, Brechreiz oder Blutdruckabfall können vorübergehend oder langfristig eine Zusatzmedikation erfordern. Sehr selten kommt es zu – teilweise rückbildungsfähigen – Herzklappen- und Lungenfibrosen.

Sinnestäuschungen sowie Minderdurchblutung von Händen und Füßen zeigen sich des Öfteren, klingen aber nach Absetzen des auslösenden Medikamentes ab. Die verwendeten Substanzgruppen dieser Art sind Bromocriptin, Lisurid, Dihydroergocryptin, Cabergolin, Pergolid und Apomorphin.

Eine weitere Verbesserung der Verträglichkeit versprach man sich von den später eingeführten Präparaten Ropinirol und Pramipexol. Gefäßspasmen und Fibrosen sind hier nicht zu erwarten. Es fielen nun jedoch gehäuft Probleme wie Tagesmüdigkeit und unvorhergesehene Schlafattacken auf. Vertiefende Untersuchungen ergaben dann,

dass dies – wenngleich seltener – auch durch andere Dopaminersatzstoffe, durch L-Dopa selbst und auch bei unbehandelter Parkinson-Erkrankung verursacht werden kann. Schlafattacken stellen ein ernstes Sicherheitsproblem beim Führen eines Fahrzeugs dar. Das bedeutet, dass so lange auf das Führen eines Kraftfahrzeuges verzichtet werden muss, bis die Störungen behoben sind!

Das hilft im Alltag

Wägen Sie zusammen mit Ihrem Arzt die Vor- und Nachteile einer Behandlung mit Dopaminagonisten ab. Da die Präparate in Wirkungsstärke und Nebenwirkungsprofil abgestuft sind, wird man Ihnen fast immer ein auf Ihre Bedürfnisse abgestimmtes Medikament vorschlagen können.

Eine bedeutende Weiterentwicklung für Patienten mit Schluckschwierigkeiten oder Aufnahmeproblemen im Magen-Darm-Bereich gelang mit der Einführung des Dopaminagonisten Rotigotin. Über ein Hautpflaster, das täglich erneuert wird, wird der Wirkstoff gleichmäßig freigesetzt. Auch Rotigotin kann Schlafattacken auslösen.

MAO-B-Hemmer – Enzymblockade für mehr Dopamin

Diese Präparate hemmen die Monoaminooxidase-B, kurz MAO-B, ein Dopamin abbauendes Enzym (siehe Seite 21), und sorgen somit für eine Anreicherung von Dopamin im Gehirn. Wenngleich insgesamt milder, sind sie in Wirkung und Nebenwirkungen den L-Dopa-Präparaten ähnlich. Sie sollten jedoch nicht abends eingenommen werden, da sie gering antriebssteigernd wirken und den Schlaf beeinträchtigen können.

Ihre Wirksamkeit ist auch für Frühstadien belegt. Als alleiniges Parkinson-Medikament können sie bei leichten Symptomen die Behandlung einleiten, müssen aber meist bald mit L-Dopa ergänzt werden. Mit den MAO-B-Hemmern verband sich frühzeitig die Hoffnung auf einen nervenzellschützenden Effekt (Neuroprotektion) sowie eine Verlangsamung des Krankheitsverlaufs. Diese Effekte sind im Tierversuch, aber noch nicht beim Menschen gesichert. Einzig verfügbare Substanz war bisher der seit Jahren eingesetzte MAO-B-Hemmer Selegilin. Ob das neu entwickelte Präparat Rasagilin stärker wirksam ist, wird derzeit untersucht.

Amantadine – Zufallsentdeckung für die Parkinson-Behandlung

Amantadine gelten als die Medikamente der „ersten Stunde". Sie haben sich seit Jahrzehnten durch gute Wirkung und Verträglichkeit bewährt. Ursprünglich als Grippemittel entwickelt, fanden sie in die Parkinson-Behandlung Eingang, nachdem sich eine grippekranke Parkinson-Patientin während der Behandlung mit Amantadin deutlich beweglicher fühlte.

Die Präparate eignen sich zur Behandlung späterer Krankheitsstadien ebenso wie zur Therapieeinleitung bei leichten Symptomen. Als Infusionslösung werden sie immer dann verabreicht, wenn die Tabletteneinnahme eingeschränkt ist, etwa im Zusammenhang mit Narkosen oder bei Schluckstörungen.

Der Wirkmechanismus der Amantadine wurde in den letzten Jahren aufgeklärt. Amantadine hemmen im Gehirn den Botenstoff Glutamat, wodurch das Ungleichgewicht der Nervenbotenstoffe ausbalanciert wird. Ergebnisse aus Tiermodellen belegen, dass sie, ähnlich wie die MAO-B-Hemmer und die Dopaminagonisten, einen nervenzellschützenden Effekt besitzen. Ob dies auch auf die Parkinson-Erkrankung beim Menschen zutrifft, ist noch nicht abschließend zu beantworten.

Bei 20 Prozent aller Patienten führen Amantadine neben der Besserung der Parkinson-Hauptsymptome auch zu einem Nachlassen von Überbewegungen (siehe Seite 67). Als Nebenwirkungen allerdings können Wasseransammlungen in den Beinen und eine gestörte Harnentleerung, aber auch Halluzinationen auftreten. Eine gelegentlich auftretende Marmorierung der Haut ist hingegen harmlos.

Anticholinergika – für spezielle Symptome

Die am längsten bekannte Substanzgruppe sind die Anticholinergika. Sie werden in der Parkinson-Behandlung nur noch zurückhaltend und niedrig dosiert verwendet. Grund hierfür ist das ungünstige Nebenwirkungsprofil (siehe Infokasten).

Anticholinergika gleichen das relative Übergewicht des Nervenbotenstoffes Azetylcholin aus, welches sich aus dem Dopaminmangel ergibt. Einen hohen Stellenwert haben sie bei speziellen Symptomen wie starkem Schwitzen und Schluckstörungen mit Speichelfluss. Für jüngere Patienten

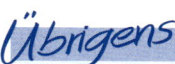

Mögliche Nebenwirkungen der Anticholinergika

- Mundtrockenheit
- Harnverhalt
- starke Darmträgheit
- Erhöhung des Augeninnendrucks
- Herzrhythmusstörungen
- Gedächtnis- und Konzentrations-schwäche
- Halluzinationen

sind sie hilfreich bei Wirkungsschwankungen und Muskelkrämpfen, bessern aber auch Tremor und Rigor.

In jedem Fall ist vor der Behandlung mit anticholinergen Medikamenten das Nutzen-Risiko-Verhältnis abzuwägen. In der Praxis häufig verwendete Anticholinergika sind Biperiden, Metixen, Trihexiphenidyl und Bornaprin.

Budipin – vielfältiger Wirkansatz

Mit Budipin wurde vor etwa 20 Jahren eine Wirksubstanz entwickelt, die unterschiedliche Neurotransmittersysteme beeinflusst, am meisten jedoch Glutamat hemmend und Dopamin verstärkend wirkt. Wie Amantadin erhielt auch Budipin eine neue Bedeutung durch die Erkenntnis, dass das Geschehen bei der Parkinson-Krankheit nicht allein auf den Dopaminmangel begrenzt ist, sondern weitere Nervenbotenstoffe mitbetroffen sind.

Budipin dämpft gut den parkinsontypischen Ruhetremor und mildert Akinese und Rigor. Nebenwirkungen zeigen sich in Form von Übelkeit, Schwindel und Sinnestäuschungen. Selten treten – allerdings teilweise schwerwiegende – Herzrhythmusstörungen auf, so dass EKG-Kontrollen und kardiologische Mitbehandlung gefordert werden.

COMT-Hemmer – für bessere L-Dopa-Ausschöpfung

Frühzeitig verfolgte man in der Forschung die Blockade eines zweiten Abbauwegs von L-Dopa und Dopamin, der durch das Enzym Catechol-O-Methyl-Transferase (COMT) vermittelt wird. Durch entscheidende Entwicklungen der letzten Jahre wurden die COMT-Hemmer Entacapon und Tolcapon eingeführt. COMT-Hemmer ermöglichen, eine größere Menge L-Dopa gleichmäßiger in das Gehirn zu überführen.

Ob die Frühbehandlung mit COMT-Hemmern Vorteile bringt, kann noch nicht endgültig beurteilt werden. Die Behandlung mit COMT-Hemmern bietet sich an, sobald Wirkschwankungen in Erscheinung treten. Der Wirkstoff wird als Einzeltablette zu den L-Dopa-Präparaten hinzugenommen. Als Neuentwicklung bewährt hat sich die Kombination von L-Dopa, Carbidopa und Entacapon in einer Tablette. Hiermit kann die Zahl der einzunehmenden Tabletten verringert werden, was bei Schluckstörungen vorteilhaft ist.

Bei COMT-Hemmern handelt es sich in der Regel um sehr gut verträgliche Präparate, deren Nebenwirkungen denen von L-Dopa entsprechen. Die Eigenfarbe der Wirkstoffe kann zu einer harmlosen Orangefärbung des Urins führen. Durchfälle treten bisweilen auf, mitunter erst Wochen nach Therapiebeginn, und können zum Absetzen des Medikamentes veranlassen. Das intensiver wirkende Tolcapon war wegen aufgetretener schwerer Leberschäden zeitweilig in der EU aus dem Verkehr gezogen und ist seit 2005 unter strengen Auflagen wieder erhältlich.

Tabelle 1.2: Substanzgruppen zur Therapie der Parkinson-Erkrankung

Substanzgruppe	Wirkstoffe
L-Dopa/Dekarboxylase-Hemmer	L-Dopa + Benserazid L-Dopa + Carbidopa
Dopaminagonisten	Bromocriptin Lisurid Pergolid Dihydroergocryptin Cabergolin Pramipexol Ropinirol Rotigotin
MAO-B-Hemmer	Selegilin Rasagilin
Amantadine	Amantadin-Sulfat Amantadin-Hydrochlorid
Anticholinergika	Biperiden Metixen Trihexiphenidyl Bornaprin
COMT-Hemmer	Entacapon Tolcapon
Budipin	

Erste Maßnahmen nach der Diagnosestellung

Wenn die Diagnose Parkinson-Krankheit als sicher gelten kann, wird Ihr Arzt einen individuellen Therapieplan für Sie aufstellen. Dazu gehören neben der Einstellung auf die Medikamente – entsprechend Ihrer Symptome – die Bewegungstherapie sowie die Sprachtherapie. Informieren Sie sich auch darüber, wie Sie mit den Belastungen, die die Diagnose mit sich bringt, und dem dadurch entstehenden Leidensdruck besser umgehen können.

Ersteinstellung – individuell für jeden Patienten

Die Parkinson-Krankheit als chronische Erkrankung erfordert eine beständige Therapie, die den Patienten sein Leben lang begleiten wird. Anfangs mag es Ihnen vielleicht unbequem erscheinen, regelmäßig eine oder mehrere Medikamentensorten einzunehmen. Belegt ist aber, dass gerade die Kombination verschiedener Wirkstoffe den Langzeitverlauf der Erkrankung günstiger gestaltet. Untersuchungen zufolge sind Parkinson-Patienten sogar besonders zuverlässig in der Tabletteneinnahme; vermutlich weil versehentliches oder probeweises Weglassen der Medikamente die Symptome rasch wieder aufflackern lässt. Die Einleitung der Erstbehandlung sollte nicht unnötig verzögert werden, denn echte Lebensqualität geht sonst verloren. Mögliche Spätkomplikationen lassen sich dennoch nicht verhindern.

Das hilft im Alltag

Auch wenn es Ihnen vielleicht zu Anfang nicht behagt: Es ist sinnvoll, die Medikamente, die Ihnen Ihr Arzt verschrieben hat, regelmäßig einzunehmen, um die Symptome unter Kontrolle zu haben. Auf lange Sicht ist besonders die Kombination verschiedener Wirkstoffe geeignet, den Verlauf der Krankheit positiv zu beeinflussen.

Bei der Auswahl der Medikamente wird Ihr Arzt bei der Erstmedikation verschiedene Faktoren berücksichtigen: Neben der Ausprägung der Symptomatik sowie möglichen Begleiterkrankungen bezieht er Ihre persönliche und berufliche Situation mit ein. Zunächst ist zu klären, ob sofort L-Dopa oder erst ein anderes Parkinson-Medikament eingesetzt wird. Für die frühzeitige Therapie mit L-Dopa spricht, dass es die Symptome rascher und spürbarer bessert als andere Parkinson-Medikamente. Die Frühbehandlung mit Dopaminagonisten wiederum lässt einen günstigeren Krankheitsverlauf in späteren Jahren erwarten.

Differenzierter als noch vor Jahren wird heute auch das Erkrankungsalter in die Therapieüberlegungen einbezogen. Besonders jüngere Erkrankte reagieren empfindlich auf die L-Dopa-Behandlung und neigen eher zu Beweglichkeitsschwankungen. Hier versucht man, die L-Dopa-Therapie durch vorausgehende Behandlung mit Dopamin-agonisten hinauszuzögern.

Grundsätzlich kann die Behandlung auch mit MAO-B-Hemmern oder Amantadinen eingeleitet werden, wenn Bewegungsarmut und Muskelverspannung vorherrschen. Beginnt die Erkrankung mit Zittern, dürften Dopaminagonisten oder Budipin hilfreich sein. Reichen ein oder mehrere Einzelstof-

fe in der Wirksamkeit nicht mehr aus, wird mit L-Dopa ergänzt. Setzt die Krankheit im mittleren Alter ein, erfolgt in der Regel frühzeitig eine Kombinationsbehandlung unter Einbeziehung von L-Dopa, wobei dieses möglichst niedrig dosiert wird. Liegt das Erkrankungsalter über 70 Jahren oder bestehen schwerwiegende Begleiterkran-kungen, stellt L-Dopa das entscheidende Medikament für alle Parkinson-Symptome dar, da es, verglichen mit den übrigen Substanzgruppen, hier immer noch am besten vertragen wird.

Der Leidensdruck der Erkrankten

Die Diagnose „Parkinson" ruft bei den Betroffenen wie auch bei deren Angehörigen einen starken Leidensdruck hervor. Dabei spielen viele Faktoren eine Rolle.

Die Unheilbarkeit einer neurologischen Erkrankung

Zum einen ist die neurologische Krankheit im Unterschied zu anderen Krankheiten etwas eher Unbekanntes und Fremdes. Die betroffenen Menschen können sich keine genaue Vorstellung davon machen, weil eine solche Erkrankung nicht richtig greifbar ist. Neurologisch ist sie auch heute immer noch in der Nähe von „geistig krank = verrückt" oder „geistig minderbemittelt = dement" angesiedelt. Das ruft viel Angst und Scham hervor.

Die Unheilbarkeit der Krankheit signalisiert dem Betroffenen und seiner Umwelt zudem

bald, dass sich in seinem weiteren Leben einiges verändern wird – also die alte Lebensplanung nach dem Motto: „Genuss des Rentendaseins ohne Pflichten durch Ausleben bisher unerfüllter Träume bei Fitness und Fröhlichkeit" nicht mehr realisierbar sein wird.

Betroffene bestätigen immer wieder, dass es der Verlust der Kontrolle über den Organismus ist, der so stark verunsichert und Angst vor der Zukunft auslöst.

Der Körper reagiert nicht mehr automatisch auf die Bewegungsimpulse. Darüber hinaus sind Gefühle und Stimmungen nicht mehr so gut zu kontrollieren und zu steuern wie dies früher – vor der Krankheit – einmal möglich war. Auch die Denkabläufe können trotz aller Anstrengung störanfällig werden und generell verlangsamt sein. All das kann Verunsicherung hervorrufen.

Die Bedeutung des Lebensalters bei Diagnosestellung

Ähnlich wie bei der Frage der Anfangsmedikation spielt das Lebensalter für das Ausmaß des Leidensdrucks der Patienten und die Reaktion darauf eine große Rolle. Bei jüngeren Parkinson-Kranken steht verständlicherweise die Zukunftsangst im Vordergrund. Folgende Fragen drängen sich auf und künden von der großen Unsicherheit, die eine solche Erkrankung mit sich bringt:

▮ Wie wird sich bei mir die Krankheit auswirken?

▮ Muss ich mit einem schnellen Fortschreiten rechnen?

▮ Werde ich schon in ein paar Jahren arbeitsunfähig sein?

▮ Werde ich in absehbarer Zeit hilfs- und pflegebedürftig sein?

▮ Wie groß ist die Bereitschaft meines Partners/der Familie, die Lebensveränderungen mitzutragen?

▮ Wie verändern sich die Rollen innerhalb der Familie?

Die älteren und alten Parkinson-Kranken ab einem Alter von 65 Jahren erleben besonders ausgeprägt die Enttäuschung über die in den jetzigen Lebensabschnitt gesetzten Erwartungen, deren Erfüllung nun in Frage gestellt ist:

▮ Die Belohnung für ein arbeits- und entbehrungsreiches Leben und

▮ ein lang ersehnter Genuss von Freizeit und Wohlstand im Alter.

Trotzdem können sie vergleichsweise ruhig damit umgehen. Sie blicken auf ein meist erfolgreiches Berufsleben zurück und Ängste im Hinblick auf die finanzielle Zukunft bestehen nicht. Trotz der Enttäuschung

Übrigens

Auch eine Frage des Alterns

Bei den über 70-Jährigen gibt es nicht mehr sehr viele große Unterschiede zwischen Parkinson-Kranken und Gesunden. Viele alte Menschen beschreiben sich selbst als passiv, unzufrieden mit ihrem Leben und (zeitweise) depressiv. Das Verlustdenken im Hinblick auf Freude, Leistungsfähigkeit und Zufriedenheit ist bei fast allen alten Menschen zusammen mit einer negativen Zukunftserwartung deutlich ausgeprägt.

über die meist nicht mehr realisierbaren Erwartungen wird in diesem Alter der Fakt „Erkrankung" mit größerer Gelassenheit hingenommen als bei jungen Patienten.

Auswirkungen von Stärke und Dauer der Krankheit

Der Leidensdruck der betroffenen Patienten ist einerseits durch die körperlichen Beeinträchtigungen selbst, die dadurch ausgelösten Defizite. Probleme und die Schmerzen beeinflusst. Andererseits wird der Leidensdruck genauso stark durch nichtkörperliche Faktoren verändert: das Denken und Fühlen bezogen auf die Krankheit und ihre Auswirkungen. Hier verläuft die Höhe des Leidensdrucks wellenförmig.

Die Diagnose löst einen Schock mit hohem Leidensdruck trotz noch geringer körperlicher Symptome aus. Nach Überwindung des Schocks steigen die körperlichen Auswirkungen zwar an, der Leidensdruck ist aber bei Menschen, die sich rational mit

Kranksein auseinandersetzen und emotionale Überreaktionen kontrollieren und vermeiden, zunächst gering. Erst bei sehr starker Beeinträchtigung steigt der Leidensdruck oft auf sein Höchstniveau.

Mit diesem Buch – seinen Informationen, Erklärungen und Handlungsanregungen für Sie als Betroffenen wie auch für Ihre Angehörigen – wollen wir versuchen, eine Verringerung Ihres Leidensdrucks zu erreichen. Aus diesem Grund haben wir das Buch in die drei unterschiedlichen Phasen unterteilt, die auch mit dem Leidensdruck konform gehen:

- Phase 1 – das Geschehen rund um die Diagnosestellung,
- Phase 2 – deutliche und sichtbare Zeichen der Erkrankung,
- Phase 3 – ausgeprägte Beeinträchtigungen machen mehr Hilfe notwendig.

Der Umgang mit der Krankheit wird je nach Phasen unterschiedlich sein.

Phase 1: Der Diagnoseschock trifft den Menschen in der Regel völlig unvorbereitet. Fast jeder von uns geht in seiner mehr oder weniger bewussten Lebensplanung von einer lang anhaltenden Gesundheit und Vitalität aus. Der Verlust von Gesundheit trifft den Menschen zentral in seinem Lebensgefühl. Er verliert zunächst völlig die Orientierung. Er reagiert mit massiver und lähmender Angst, die oft nach außen nicht sichtbar ist. Der Parkinson-Betroffene beschreibt sich als völlig blockiert und emotional nicht mehr schwingungsfähig. Somit ist er unfähig, sich auf den formal unverändert ablaufenden Alltag verhaltens- und stimmungsmäßig einzustellen.

Phase 2: In dieser Phase können die meisten Parkinson-Betroffenen nach der Überwindung des ersten Schocks bei guter Medikamenteneinstellung über eine lange Zeit praktisch ohne Symptome ihr bisheriges Alltagsleben in gewohnter Weise fortsetzen.

Wenn aber auch bei guter Medikamenteneinstellung und gleichmäßiger Medikamenteneinnahme phasenweise zum Beispiel im Rahmen einer On-off-Symptomatik (siehe Seite 67) Symptome sichtbar werden, beginnt das bewusste Leben mit der Erkrankung „Parkinson". Dann erlebt der Betroffene wieder ganz stark die Angst vor einem Leben mit der Erkrankung.

Er steht vor der Aufgabe, anderen Menschen sein Erscheinungsbild zu erklären, das heißt, er muss seine Erkrankung beschreiben. Der Betroffene muss sich in Off-Phasen zurücknehmen, seine Leistungsfähigkeit ist in diesen Phasen eingeschränkt.

Er muss aber möglichst auch lernen, Off-Phasen gelassen zu ertragen. Ruhe, Gelassenheit und Zuversicht können Off-Phasen nämlich abkürzen und abschwächen.

Phase 3: In der dritten Phase, wenn zeitweise (ausgeprägte) Beeinträchtigungen auftreten, steht die Angst bei allen Betroffenen zunächst wieder deutlich im Vordergrund. Hierbei empfinden die meisten vor allem die Angst vor steigendem Kontrollverlust. Mit dieser Angst umzugehen wird umso schwieriger, wenn zusätzlich Phasen von Depression erlebt werden. Auch die Wahrnehmung von emotionaler Instabilität oder das Bemerken von Denkverlangsamung,

Gedächtnislücken oder Konzentrationsstörungen machen Angst.

Es wird in dieser Phase ganz wichtig, mit und ohne Unterstützung von Partnern und professionellen Therapeuten an der Erhaltung der individuellen Fähigkeiten zu arbeiten (siehe ab Seite 124). Für Angehörige ist es wichtig, als Reaktion auf die depressiven Phasen des erkrankten Partners nicht auch in Depression abzugleiten und passiv und resignativ das Leben „weggleiten" zu lassen.

Der Diagnoseschock

Nach der Diagnosestellung herrscht bei vielen Familien und auch zwischen dem Arzt und seinem Patienten zuerst meist Sprachlosigkeit vor. Entsetztes Schweigen, Ungeübtsein im Sprechen über die eigenen Gefühle und Hilflosigkeit auf Seiten der Gesunden lassen die Krankheit gedanklich von Anfang an als ein unlösbares Problem erscheinen.

Das hilft im Alltag

Auch wenn die Diagnose „Parkinson" für Sie ein Schock war: Reduzieren Sie Ihr Leben nicht auf Krankheit, ohne dass es dafür eine körperliche Notwendigkeit gibt – das gilt im Übrigen für alle Erkrankungen.

Wir sehen mit der Diagnose einer unheilbaren Erkrankung unser oberstes Lebensziel infrage gestellt: Anerkennung und Liebe von möglichst vielen Menschen zu erhalten. Das setzt Erfolg voraus. Erfolg – so sehen es viele von uns – gibt es aber nur bei hoher Leistungsfähigkeit und Härte. Leistungsfähigkeit und Härte setzen wiederum Gesundheit voraus. Kranksein ist gleichbedeutend mit schwach, unfähig, erfolglos und minderwertig.

Wir entwickeln im Verlauf unseres individuellen Lebens das Denken, dass wir ein Recht auf Gesundheit haben. Der Verlust von Gesundheit ist demzufolge eine Strafe. Bei vielen Parkinson-Betroffenen drehen sich die Gedanken oft jahrelang um die Fragen:

▮ Womit habe ich diese Erkrankung verdient?
▮ Wofür werde ich bestraft?
▮ Warum trifft es gerade mich?
▮ Warum gerade diese Krankheit?
▮ Warum kann die Medizin alle anderen Erkrankungen heilen, nur diese nicht?

Das Funktionieren aller körperlichen, emotionalen und kognitiven Systeme wurde beim Gesunden als selbstverständlich vorausgesetzt. Ohne eine Erkrankung wie Parkinson fragt der Mensch nie, wieso seine Gedankenimpulse im Körper in Bewegung umgesetzt werden. Er fragt sich nie, was in seinem Gehirn beim Denken von komplizierten Abläufen vonstatten geht. Er macht sich keine Gedanken über die Balance seiner Gedanken und Gefühle.

Der an Parkinson erkrankte Mensch hingegen erlebt den Beginn des Verlustes der Kontrolle über seinen Organismus. Der Körper reagiert nicht mehr automatisch auf die Bewegungsimpulse. Der Erkrankte kann seine Gefühle und Stimmungen nicht mehr so gut kontrollieren und steuern wie früher. Seine Denkabläufe sind trotz aller Bemühungen manchmal störanfällig und generell verlangsamt. Dieser Verlust von Kontrolle auf der körperlichen, emotionalen sowie der kognitiven Ebene macht den Menschen unsicher. Er löst Angst aus.

Die Angst wird ab diesem Zeitpunkt zu einem ständigen Lebensbegleiter:
- Angst, was im Körper geschieht,
- Angst, wie sich die Veränderungen auf das Denken und Fühlen auswirken,
- Angst, wie sich diese Angst auf die Persönlichkeit und die Beziehung zu anderen Menschen auswirkt.

Das hilft im Alltag

Spätestens jetzt ist Ihr Handeln gefordert: Suchen Sie sich kompetente Ansprechpartner und reden Sie über Ihre Ängste, auch in der Familie!

Sprechen Sie mit Ihrem Partner, Ihrem Arzt oder einem professionellen Therapeuten. Setzen Sie sich mit den Angstgedanken auseinander. Was ist berechtigt, was übertrieben? Was verändert sich in Ihrem Leben?

Machen Sie sich klar, wie Sie sich (oft nicht ausgesprochen) Ihr weiteres Leben vorgestellt hatten – ist jetzt wirklich alles anders? Können Sie sich vorstellen, auch als Kranker ein aktives, zufriedenstellendes Leben zu führen?

Vielleicht sind Sie zu diesem Zeitpunkt schon weniger ausdauernd und schneller erschöpft, so dass Sie Ihre Arbeit kaum noch schaffen. Beschäftigen Sie sich mit dem Gedanken, früher als geplant in Rente zu gehen! Ist das so schlimm? Es gibt so viele sinnvolle und schöne Dinge, die der Mensch tun kann – planen Sie Ihr Leben neu! Lassen Sie bei Bedarf bisherige Lebensziele los und erarbeiten Sie sich neue!

Sie alle kennen den Spruch: Das Glas Wasser kann schon halb leer oder noch halb voll sein! Beschäftigen Sie sich in Gedanken nicht ständig mit Dingen, die Sie verloren haben. (Das gilt auch für die sogenannten Gesunden.) Konzentrieren Sie sich auf die Aktivitäten, die Sie ausüben können. Viele

---

SELBSTHILFE

Den ersten Schock aktiv überwinden

Ausführliche Gespräche mit dem Partner und mit Freunden, eventuell auch sofortige psychotherapeutische Betreuung haben folgende Ziele
- Angst zu reduzieren,
- auf ein Leben mit relativer Zukunftsangst vorzubereiten,
- auf eine bewusste und gesunde Lebensführung hinzuwirken,
- Aktivitäten, die Freude machen, bewusst anzuregen.

Wichtig ist, die vorhandene Lebensqualität nicht vorzeitig durch Angst vor der Zukunft zu zerstören, sondern bewusster als bisher zu erhalten und zu genießen. Zielgerichtete Aktivität hilft deutlich, das Kranksein und besonders diese Krankheit zu akzeptieren. Arbeiten Sie an Frühsymptomen und gehen Sie von Anfang an aktiv mit Problemen um. Entwickeln Sie Spaß am Üben und versuchen Sie, Ihren Körper als angenehm und positiv zu empfinden.

Parkinson-Betroffene sind gute Zuhörer, geduldige Ratgeber oder tolerante Freunde für ihre Umwelt geworden. Wichtig ist, jetzt zu leben und das Leben in diesem Augenblick zu genießen. Werden Sie aktiv im Umgang mit Ihrem Körper und Ihren Beeinträchtigungen. Tipps zur Selbsthilfe geben Ihnen die nächsten Seiten.

 # Bewegungstherapie bei Krankheitsbeginn

Sie haben bereits erfahren, dass zu einem umfassenden Therapiekonzept in jedem Fall die Bewegungstherapie gehören sollte. Nun fragen Sie sich möglicherweise, warum – vor allem dann, wenn die Symptome bei Ihnen bisher noch gar nicht so ausgeprägt in Erscheinung getreten sind.

Gute Gründe für eine Bewegungstherapie

Wie Sie wissen, werden durch die Erkrankung Ihre Bewegungsfunktionen betroffen. So kann die erhöhte Muskelspannung zu Bewegungseinschränkungen und Spannungsschmerzen führen. Die veränderte Haltung kann unter Umständen die Atemfunktion beeinträchtigen. Ferner werden sogenannte automatisierte Bewegungen, also Bewegungen, die wir täglich vollziehen ohne darüber nachzudenken, beeinträchtigt.

Die medikamentöse Therapie liefert die Basis für Ihre Beweglichkeit. Doch um Ihre Bewegungsfunktionen umfassend lebendig zu halten, ist – so hat die Erfahrung gezeigt – eine konsequente Bewegungstherapie unbedingt zu empfehlen. Anders ausgedrückt: Aufbauend auf eine ausgewogene medikamentöse Versorgung gibt Ihnen die regelmäßig durchgeführte Bewegungstherapie die Möglichkeit, Ihr Bewegungsrepertoire sowie Ihre Beweglichkeit lange aktiv zu erhalten, die Haltung gezielt zu regulieren und Folgeerscheinungen vorzubeugen. Sie ist eine Hilfe zur Selbsthilfe.

Ferner werden Sie spüren, dass durch die Bewegung Ihr Selbstbewusstsein, ja Ihr Selbstwertgefühl gesteigert wird und somit sich auch die Lebensqualität deutlich erhöht. Die bisherigen Erfahrungen haben bestätigt, dass es günstig ist, möglichst frühzeitig mit einer gezielten Bewegungstherapie zu beginnen. Denn gerade am Anfang der Erkrankung fällt es Ihnen noch leichter, Bewegungsabläufe zu erlernen und ein verbessertes Körper- und Bewegungsempfinden zu erlangen. In gewissen Bereichen hat die Therapie jetzt auch einen prophylaktischen Wert.

Welche Möglichkeiten bieten sich an?

In dieser Phase ist es sinnvoll, an der Gruppengymnastik der regionalen Parkinson-Selbsthilfegruppen teilzunehmen (eine aktuelle Adressenliste der Regionalgruppen erhalten Sie über die Deutsche Parkinson Vereinigung, Anschrift siehe Seite 150).

Besonders im Verbund mit gleichfalls Betroffenen macht Bewegung noch mehr Freude – und es lässt sich erleben, dass man nicht im Abseits stehen muss, sondern sich gegenseitig etwas geben kann. Vielleicht finden Sie auf diese Weise auch Möglichkeiten, ungeahnte eigene Fähigkeiten zu fördern.

In der Einzeltherapie kann noch gezielter auf Ihre persönliche Situation eingegangen werden. Sie wird von Bewegungstherapeuten (Krankengymnasten bzw. Physiotherapeuten) in deren Praxen durchgeführt. Für die Gruppen- wie auch Einzeltherapie erhalten Sie von Ihrem Arzt ein Rezept, auf dem steht zum Beispiel: Krankengymnastik auf neurophysiologischer Basis / Gruppen- bzw. Einzelbehandlung.

Weitere Maßnahmen

Als sinnvolle Ergänzung dieser Bewegungstherapie bieten sich Massagen und Bewegungsbäder an. Die häufig gerade im Schulter-Nacken-Bereich auftretenden muskulären Verspannungen erfahren durch regelmäßig durchgeführte Wärmeanwendungen und Massagen eine wohltuende Linderung (1- bis 2-mal wöchentlich). Gleichsam lösend wirkt die Therapie im 32 bis 34 Grad Celsius warmen Wasser bei einer Wassertiefe von 1,20 bis 1,40 Meter. Der Auftrieb des Wassers entlastet dazu die Gelenke, der Wasserwiderstand vermittelt bei langsam durchgeführten Bewegungen Sicherheit. Da die hohen Temperaturen Ihren Kreislauf allerdings belasten können, sollten Sie diese Maßnahme zuvor mit Ihrem Arzt abklären.

Ein Leben in Bewegung

Neben dem, was wir Ihnen bisher zur Bedeutung der Bewegungstherapie gesagt haben, möchten wir Sie jedoch auch darauf hinweisen, dass Sie Ihr bisheriges Leben nun nicht völlig aufgeben und nur noch von Therapien bestimmen lassen sollten. Führen Sie also weiterhin gewohnte Tätigkeiten fort, solange diese Sie nicht zu sehr belasten. Das gilt ebenso für Sportarten, die Sie eventuell bislang betrieben haben. Im Grunde sind fast alle Disziplinen auch weiterhin empfehlenswert, außer Extrem- und Kraftsportarten. Besprechen Sie sich darüber mit Ihrem Arzt und Physiotherapeuten. Sicher wäre es gut, den Leistungsgedanken zurückzustellen, um Überanstrengungen zu vermeiden.

Das hilft im Alltag

Ein Motto, das Sie von nun an begleiten könnte, ist: Regelmäßig ein bisschen Bewegung am Tag – mit Freude und Spaß – hält die Lebensgeister in Schwung.

Logopädie – auf erste Sprechstörungen achten

Nachdem bei Ihnen die Diagnose „Parkinson" gestellt worden ist, haben Sie sicher einen großen Informationsbedarf, was diese Diagnose konkret bedeutet und wie Sie sich auf Ihr Leben auswirkt.

Einiges wurde in den vorangehenden Kapiteln schon näher beleuchtet. Sicherlich sind Sie im Zusammenhang mit Parkinson bereits auf Begriffe wie „Sprechstörungen" und Empfehlungen zur „Sprachtherapie" gestoßen und fragen sich nun, was in diesem Bereich auf Sie zukommen kann.

Zunächst einmal soll klargestellt werden: Nicht die Sprache als geistiges System von Wörtern und Grammatikregeln wird durch die Parkinson-Erkrankung in erster Linie beeinträchtigt. Parkinson betrifft vor allem die Beweglichkeit. Einschränkungen in diesem Bereich können sich aber auch auf den mimischen Ausdruck, die Stimme und die Aussprache auswirken. Diese Veränderungen werden als Sprechstörungen oder mit dem Fachbegriff „Dysarthrophonien" bezeichnet. Sie können sich bereits zu Beginn der Erkrankung zeigen.

Der Gesichtsausdruck verändert sich

Vielleicht fühlt sich Ihr Gesicht manchmal angespannter an als sonst oder andere fragen, warum Sie so ernst bzw. böse schauen, obwohl Sie selbst gar nicht diesen Eindruck haben. Solchen Veränderungen kann durch Lockerungsübungen und gezielte Bewegungen der Gesichtsmuskulatur entgegengewirkt werden.

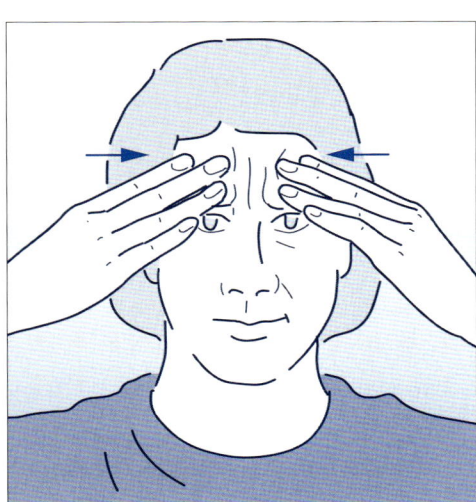

▲ 1: Stellen oder setzen Sie sich bequem hin und beginnen Sie damit, das Gesicht auszustreichen.

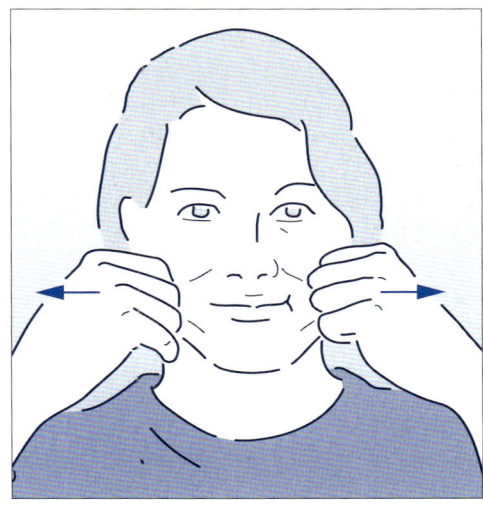

▲ 2: Lockern Sie nun die Muskulatur im Wangenbereich durch Zupfen.

Passive Lockerung durch Massage

Achten Sie bei den Übungen auf die Entspannung des Kieferbereiches: Lassen Sie den Unterkiefer hängen, sodass der Mund leicht offen bleibt. Auch weites Gähnen trägt zur Dehnung des Kiefers und der Kehlkopfmuskulatur bei. Finden Sie heraus, was Ihnen persönlich gut tut und was zu Ihrer Lockerung beiträgt.

Dies könnte zum Beispiel auch eine entspannende Gesichtsmaske oder das intensive Einreiben des Gesichtes mit einer wohltuenden Creme sein.

Aktive Lockerungsübungen für die Gesichtsmuskulatur und die Mimik

Zur besseren Eigenwahrnehmung ist es sinnvoll, diese Übungen vor einem Spiegel durchzuführen. Sie könnten sich dies zum Beispiel jedes Mal im Anschluss an das Zähneputzen oder das Rasieren vornehmen. Stellen Sie sich bestimmte Gefühle

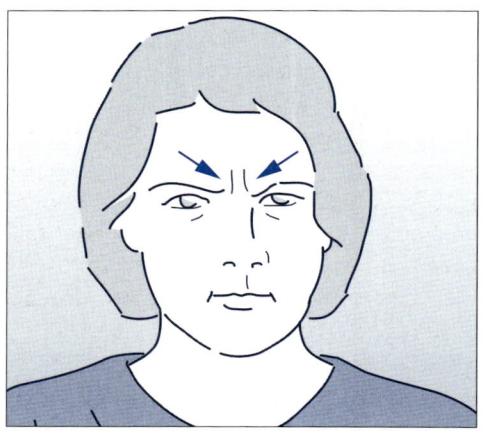

▲ 1: Wenn Sie skeptisch oder wütend sind: Die Augenbrauen werden zusammengezogen, die Lippen etwas zusammengekniffen.

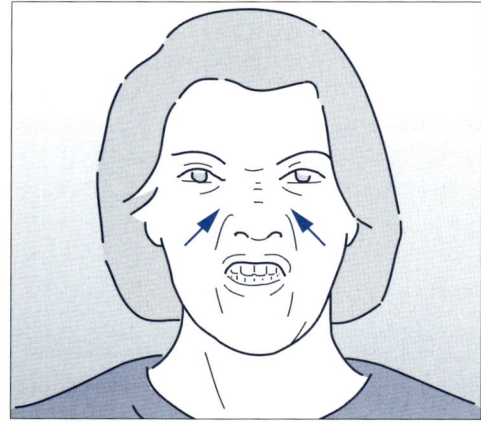

▲ 2: Wenn Sie sich vor etwas ekeln: Die Nase wird gerümpft.

SELBSTHILFE

Bewegungsbeispiele für den Mundbereich

Achten Sie bitte bei allen Bewegungen darauf, dass Sie möglichst groß ausfallen und dass Sie die einzelnen Gesichtspartien im Anschluss wieder locker lassen. Üben Sie:

- die Lippen spitzen,
- die Lippen breit ziehen,
- die Lippen im Wechsel breitziehen und spitzen,

- die Lippen mit einem deutlichen „p" platzen lassen,
- die Oberlippe über die Unterlippe ziehen,
- die Unterlippe über die Oberlippe stülpen,
- die Wangen aufblasen, die Luft halten, dann die ganze Luft nur in eine Wange, danach in die andere schicken. Dabei sollte möglichst keine Luft entweichen.

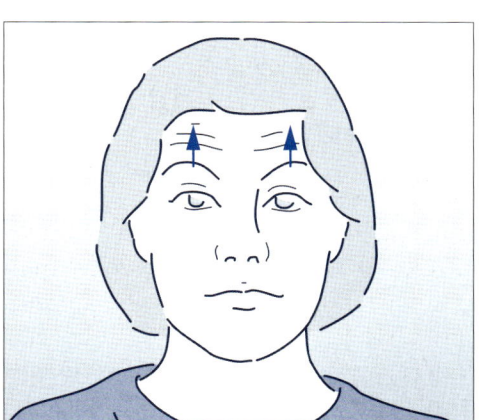

▲ 3: Wenn Sie erstaunt sind: Die Augenbrauen werden nach oben gezogen.

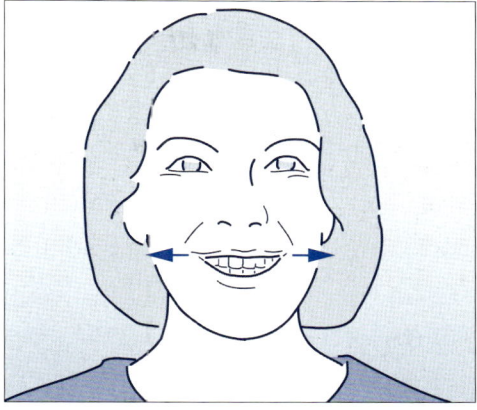

▲ 4: Wenn Sie sich freuen: Der Mund wird zum Lächeln breitgezogen.

vor und zeigen Sie diese Ihrem Spiegelbild durch Ihren Gesichtsausdruck. Scheuen Sie sich nicht, dabei ruhig etwas zu übertreiben. Versuchen Sie während der Übungen bewusst wahrzunehmen, was Sie dabei eigentlich mit Ihrem Gesicht machen.

In der Abbildung sind einige Beispiele für Gefühle und eine passende Mimik dargestellt. Fallen Ihnen noch andere Gesichtsausdrücke ein? Probieren Sie vor dem Spiegel aus, was Sie noch alles mit Ihrem Gesicht machen können. Sie werden schon bald merken, dass Ihnen die „Grimassen" leichter fallen und sich die Beweglichkeit der Gesichtsmuskulatur verbessert.

Mit der Stimme in Übung bleiben

Haben Sie oder Ihre Umgebung den Eindruck, dass Ihre Stimme leiser geworden ist? Klingt sie manchmal heiser? Oder erreichen Sie beim Singen schwerer die hohen Töne? Durch die Bewegungseinschränkung, die Akinese bzw. Hypokinese der Kehlkopf-

muskeln, können solche Symptome hervorgerufen werden. Es wäre aber ganz und gar der falsche Weg, beim Auftreten solcher Beschwerden Ihre Stimme zu schonen. Oft wird gefragt: Soll ich denn jetzt überhaupt noch singen? Schadet das meiner Stimme nicht?

Im Gegenteil! Wenn Sie mit Freude singen, wird sich das sehr positiv auf die Beweglichkeit Ihrer Stimmbänder auswirken. Hier gilt wirklich der alte Spruch: Wer rastet, der rostet. Ziehen Sie sich daher nicht aus Bereichen zurück, in denen Sie Gelegenheit zum Sprechen oder Singen haben. Behalten Sie alle diesbezüglichen Aktivitäten bei!

Sicherheitshalber sollten Sie bei anhaltender Heiserkeit der Stimme diese von einem Hals-Nasen-Ohren-Arzt untersuchen lassen, der Ihnen gegebenenfalls auch eine gezielte Stimmübungsbehandlung bei einem Logopäden verschreiben kann. Dadurch lassen sich Verbesserungen der durch die Parkinson-Erkrankung eingeschränkten Stimm-

---

SELBSTHILFE

Die Aussprache

Auch die Deutlichkeit der Aussprache kann manchmal durch die Parkinson-Erkrankung beeinträchtigt sein. Vielleicht leiden Sie auch nach Einnahme bestimmter Medikamente unter Mundtrockenheit und haben dann das Gefühl, die Zunge klebe Ihnen am Gaumen fest. Falls dies der Fall ist, sollten Sie auf eine gute Befeuchtung des Mundraumes achten – durch ausreichendes Trinken, Lutschen von sauren Drops oder Salzpastillen (Saures oder Salziges regt den klaren Speichelfluss am stärksten an) oder durch Kauen von Kaugummi. Durch die Tätigkeit der Kaumuskulatur werden beim Kaugummikauen die Speicheldrüsen am stärksten angeregt. Probieren Sie Verschiedenes aus und finden Sie auch hier heraus, was Ihnen am besten hilft. Wenn Sie für die Deutlichkeit Ihrer Aussprache etwas üben möchten, finden Sie Therapieanregungen dazu ab Seite 89.

---

funktion erzielen – sofern die Übungen intensiv und regelmäßig durchgeführt werden.

Konkrete Übungsvorschläge zur Kräftigung Ihrer Stimme finden Sie auf den Seiten 93 bis 95.

Tipp: Das laute Vorlesen von Texten mit Dialogen hilft ebenfalls dabei, eine Stimme „beweglich" zu halten.

Drei Texte zum lauten Vorlesen

Der Storch und die Amsel

Ein Storch sagte zu einer Amsel: „Das ist ja ganz nett, was du da singst, aber ein bisschen langweilig. Kein Wunder, du erlebst ja auch nichts. Man merkt es deinen Liedern eben an, dass du die weite Welt nicht kennst.

Tag für Tag hockst du in deinem Gestrüpp, auf deinem Kirschbaum oder deiner Wiese. Und dann singst du das Lied vom hohen Baum, das vom fetten Regenwurm oder das von den Kindern im Nest. Was dir fehlt, sind neue Eindrücke. Wie würdest du erst singen, wenn du weite Reisen machtest wie ich!

Frankreich und die hohen Pyrenäenberge, Orangenwälder am Tajofluss in Spanien, das blaue Mittelmeer, das Atlasgebirge, Wüsten und Seen, Urwälder und riesige Tiere in Afrika! Das müsstest du alles sehen, was meinst du, wie das deiner Kunst zugute käme!"

„Ja", stimmte die Amsel zu, es ist schön, etwas von der Welt zu sehen. Du bist doch ein großer Weltreisender, kannst du mir nicht einmal etwas vorsingen von deinen Erlebnissen?"

„Gewiss! Gib Acht, jetzt singe ich das Lied von der Meerenge zu Gibraltar!" Und der Storch legte den Kopf in den Nacken und sang: klapp klapp klapp klapp.

„Weißt du noch ein anderes?" fragte die Amsel.

„Ich weiß noch viele! Hier ist zum Beispiel das Lied von den Volkstänzen, die ich in Andalusien gesehen habe: klapp klapp klapp klapp!

„Und jetzt", schloss er, „habe ich Geschäfte am Froschteich. Folge meinem Rat, Kleine!"

Der Schuh und der Pantoffel

Ein Schuh mit Schnalle redete einen Pantoffel, der neben ihm stand, also an: „Lieber Freund, warum schaffst du dir nicht auch eine Schnalle an? Es ist eine vortreffliche Sache!"

Darauf versetzte der Pantoffel: „Ich weiß in Wahrheit nicht einmal, wozu die Schnallen eigentlich nützen!"

„Die Schnallen", rief der Schuh hitzig aus, „wozu die Schnallen nützen? Das weißt du nicht? Ei, mein Himmel, wir würden ja gleich im ersten Morast stecken bleiben."

„Ja, liebster Freund", antwortete der Pantoffel, „ich gehe nicht in den Morast."

Die Schnecke

Eine Schnecke, die an einem Bahndamm wohnte, ärgerte sich alle Tage über einen Schnellzug, der vorbeisauste und sie durch sein wüstes Benehmen in ihrem Geschäft störte.

„Das will ich ihm austreiben!", sagte die Schnecke zu sich selbst, stellte sich zwischen den Geleisen auf und streckte drohend ihre Fühler aus, als sie den Zug in weiter Ferne auftauchen sah.

„Niederstoßen werde ich ihn", sagte sie voll grimmen Mutes. Der Zug kam heran und brauste über die Feindin hinweg. Die Schnecke drehte sich um und sah dem Davoneilenden nach.

„Er hält nicht stand", sagte sie verächtlich, „er reißt aus, er ist ein Feigling."

(Alle drei Texte aus: Ute G. Bergauer, Praxis der Stimmtherapie, Springer-Verlag)

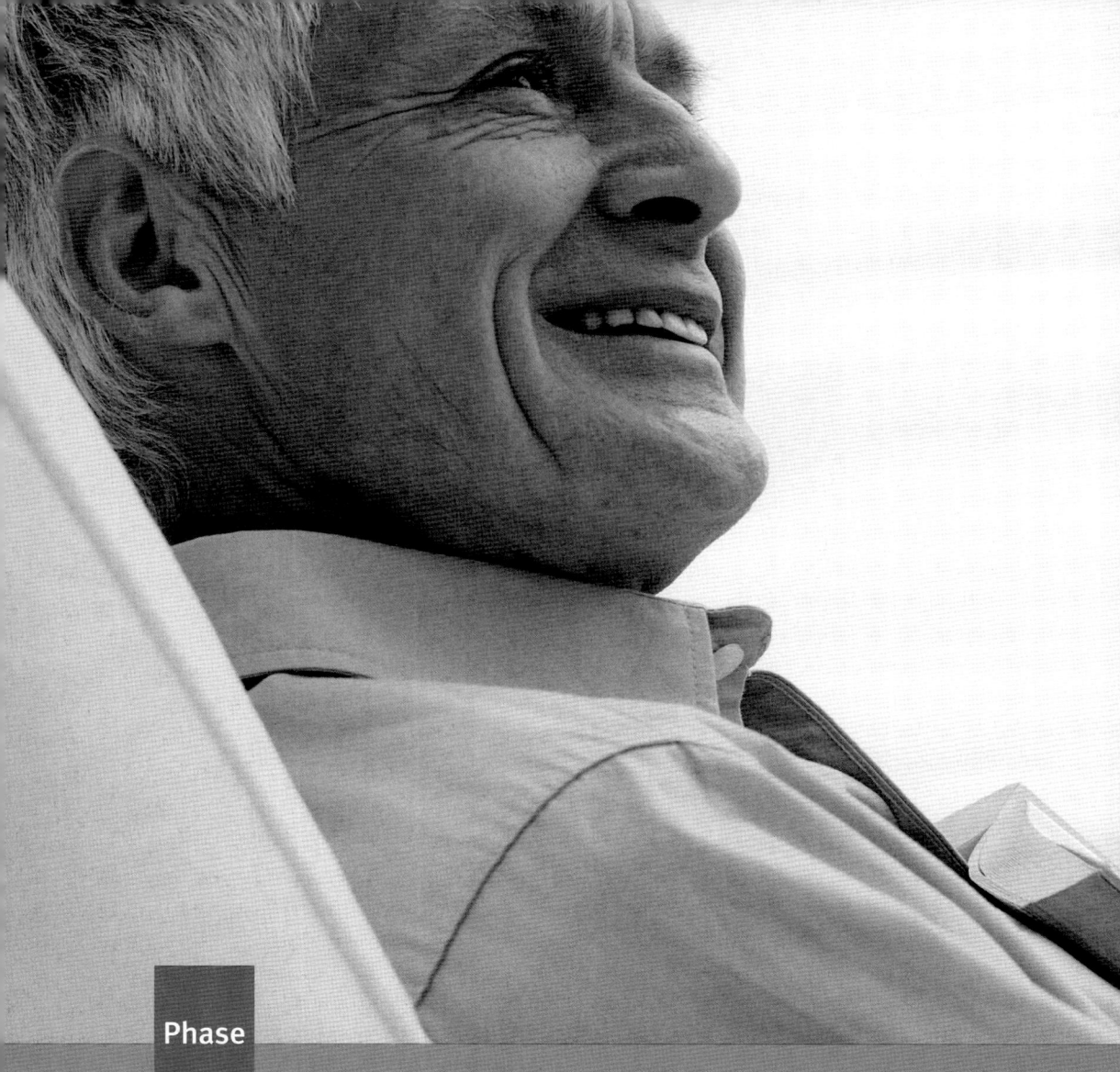

Deutliche und sichtbare Zeichen der Erkrankung

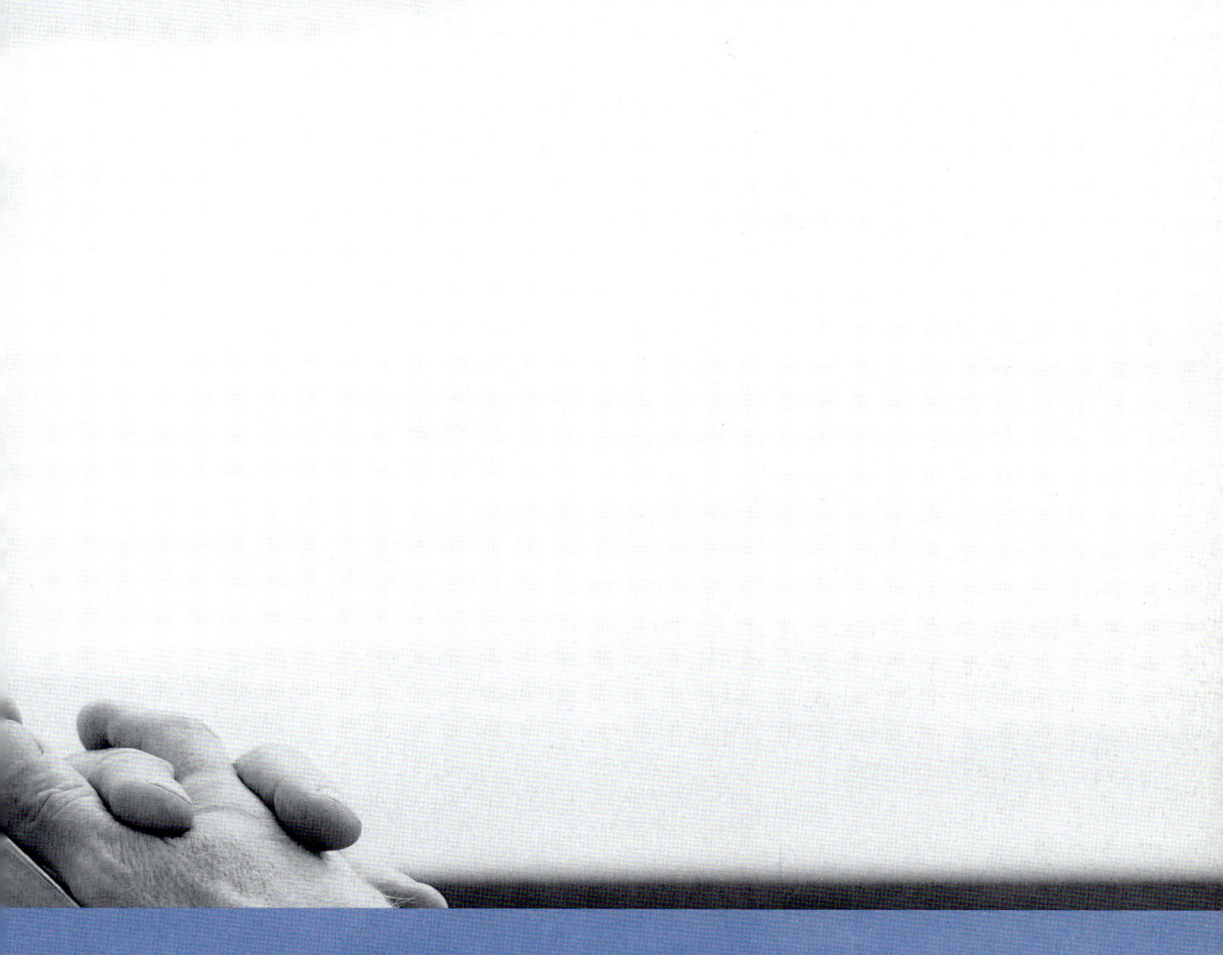

Lesen Sie im zweiten Teil dieses Buches, welche Veränderungen der weitere Krankheitsverlauf mit sich bringt. Da die Ausprägung der Parkinson-Krankheit von Fall zu Fall sehr stark variiert, wird die Therapie immer individuell abgestimmt. Wir informieren Sie umfassend über die Behandlungsmöglichkeiten in den Bereichen Medikation, Logopädie und Bewegungstherapie und stellen Ihnen konkrete Übungsanleitungen vor. Hier erfahren Sie, wie Sie mit dem veränderten Leidensdruck besser umgehen und Stress und Depressionen begegnen können.

Veränderungen der Krankheit und ihre Behandlung

In diesem Kapitel erfahren Sie, wie sich die Parkinson-Erkrankung weiterentwickeln kann und warum es zu diesen Veränderungen kommt. Wir geben Ihnen zudem einen Überblick über die Möglichkeiten vor allem der medikamentösen Behandlung, die sich am individuellen Krankheitsverlauf orientiert.

Die Symptome nehmen allmählich zu

Der Verlauf der Parkinson-Krankheit ist im Einzelfall sehr unterschiedlich. Viele Patienten spüren über Jahre hinweg nur geringe Symptome und sind in ihrer Leistungsfähigkeit und Lebensqualität kaum beeinträchtigt. Bei einem Teil der Patienten nehmen jedoch bei längerem Bestehen der Krankheit vor allem Steifigkeit und Verlangsamung in den Bewegungsabläufen zu – dies geschieht in der Regel aber allmählich. Manchmal kann auch Zittern das führende Symptom bleiben, sodass die Beweglichkeit weitgehend erhalten bleibt.

Seien Sie beruhigt: Auch wenn die Belastungen im Verlauf der Erkrankung zunehmen, kann infolge verbesserter Behandlungsmöglichkeiten die Lebensqualität heute erheblich gebessert und erhalten werden.

Für Sie wird es jedoch wichtiger, für die eine oder andere Entlastung im Alltag zu sorgen und unterstützende Therapien wie Krankengymnastik, psychologische Hilfe und Logopädie stärker zu nutzen. Wie einschränkend die Krankheit individuell empfunden wird, hängt immer mit davon ab, inwieweit man bereit ist, sie zu akzeptieren und mit ihr – und nicht gegen sie – zu leben.

Das hilft im Alltag

Wenn die Symptome im Verlauf der Krankheit zunehmen und Sie stärker belasten, dann denken Sie immer daran: Die Behandlungsmöglichkeiten sind mittlerweile so gut, dass die Lebensqualität von Parkinson-Kranken sich heute erheblich verbessert hat.

Die Medikamentenwirkung wird unzuverlässiger

Möglicherweise bemerken Sie nach drei bis sieben Krankheitsjahren ungewohnte, neuartige Symptome an sich. Vielleicht haben Sie das Gefühl, dass Ihre bisherigen Medikamente nicht mehr so zuverlässig wirken oder Sie sie weniger gut vertragen.

So kann die Wirkung der Medikamente im Tagesverlauf schon vorzeitig abklingen. Durch nachlassende Beweglichkeit oder vermehrtes Zittern signalisiert der Körper: „Es ist Zeit, die nächsten Medikamente einzunehmen." Hierbei handelt es sich um das sogenannte End-of-dose-Phänomen (englisch = Ende der Dosis).

Überbewegungen in den Griff bekommen

Nach noch längerer Krankheitsdauer können Phasen guter und schlechter Beweglichkeit unvorhersehbar und abrupt wechseln. Diese Erscheinung bezeichnet man als On-off-Phänomen (englisch: = ein-aus), wie bei einem Lichtschalter. In Phasen guter, aber auch schlechter Beweglichkeit kann es zu ungewollten Überbewegungen – sogenannten Hyperkinesen oder Dyskinesien – kommen. Diese äußern sich durch unwillkürliche, teilweise schleudernde Bewegungen der Gliedmaßen, weniger des Kopfes und Rumpfes. Auch schmerzhafte Muskelverkrampfungen, sogenannte Dystonien vor allem in der Phase schlechter Beweglichkeit (Off-Dystonien) können auftreten. Bei leichter Ausprägung sind die

Überbewegungen harmlos, obgleich sie vom Patienten und auch den Angehörigen häufig als störend erlebt werden. Bisweilen muss sogar ein gewisses Maß an Überbewegungen in Kauf genommen werden, um weiterhin eine ausreichende Beweglichkeit zu ermöglichen. Sogenannte Plateau-Dyskinesien können die überwiegende Zeit der guten Bewegungsphase (On) prägen.

Beobachten Sie, in welchem Zeitabstand zur Medikamenteneinnahme Überbewegungen und/oder Muskelverkrampfungen auftreten. Denn diese erfordern von Ihrem Neurologen ein unterschiedliches therapeutisches Vorgehen.

Peak-dose-Hyperkinesen (englisch = Dosisgipfel) zeigen sich zum Zeitpunkt der stärksten L-Dopa-Wirkung. Biphasische Hyperkinesen (= zu zwei Zeiten) treten in der An- und Abflutphase der Medikamente auf, werden also eingeleitet und abgelöst von schlechten Bewegungsphasen.

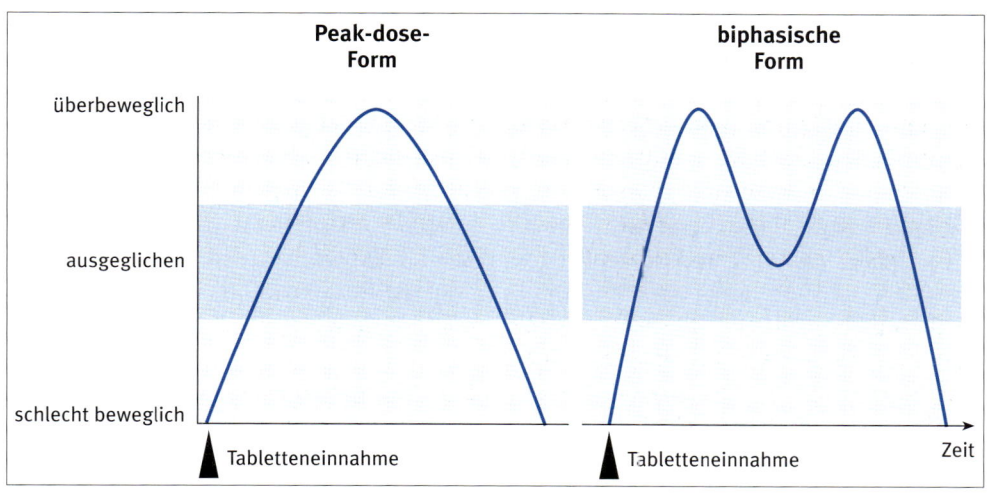

▲ Peak-dose-Überbewegung und biphasische Überbewegung im Vergleich.

Deutliche und sichtbare Zeichen der Erkrankung

Worauf verstärkte Symptome und Wirkungsschwankungen beruhen

Im Verlauf der Erkrankung kann der Eindruck entstehen, dass die Medikamente trotz regelmäßiger Einnahme in der Wirkung nachlassen. Zugrunde liegen diesem scheinbaren Wirkungsverlust jedoch Veränderungen im Gehirn selbst: die Zahl funktionstüchtiger, Dopamin herstellender Nervenzellen hat mit der Zeit weiter abgenommen.

Seien Sie nicht besorgt, die Medikamentenwirkung ist auch zukünftig gegeben. Allerdings wird es notwendig, L-Dopa in veränderter Dosis und/oder andere Wirkstoffe verstärkt zuzuführen.

Für die Wirkungsschwankungen der Medikamente (End-of-dose- und On-off-Phänomen) hat die Parkinson-Forschung weitere Mechanismen ergründet: Zum einen speichert das Gehirn im Tagesverlauf zugeführtes L-Dopa weniger zuverlässig, sodass es für Bewegungsimpulse nicht mehr immer bedarfsgerecht verfügbar ist. Zum anderen können eine verzögerte Magenentleerung, aber auch zu viel Nahrungseiweiß zunehmend die Aufnahme von L-Dopa aus dem Darm erschweren. Die Medikamentenwirkung ist daher nicht mehr so gleichmäßig und verlässlich wie in früheren Krankheitsjahren.

Darüber hinaus reagieren die Rezeptoren (siehe Seite 21) an bestimmten Schaltstellen im Gehirn mit der Zeit auf Dopamin empfindlicher, sodass der für die Bewegungsimpulse nötige Signalfluss zeitweilig unangemessen verstärkt wird. Hyperkinesen, also Überbewegungen, sind die Folge (vgl. Abbildung auf Seite 67).

Weitere Untersuchungen können nötig werden

Liegt bei Ihnen ein typisches idiopathisches Parkinson-Syndrom vor, sind apparative Untersuchungen im Krankheitsverlauf in der Regel nicht erforderlich. Viel mehr ist Ihre Eigenbeobachtung wichtig, etwa wenn Wirkungsschwankungen eintreten. Dokumentationsbögen, die die Phasen wechselnder Beweglichkeit festhalten, geben einen raschen Überblick (siehe Abbildung auf Seite 69). Ob Zittern, Überbewegungen oder Muskelkrämpfe auftreten, wird ebenfalls eingetragen. Sie oder ein Angehöriger sollten einige Zeit eine solche Aufzeichnung vornehmen. Hierdurch verbessert sich die Eigenwahrnehmung und der Arzt kann die Medikamente gezielt zuordnen.

Ungewöhnliche Krankheitsbilder erkennen

Nur wenn ungewöhnliche Symptome auftreten oder sich Beschwerden rasch und nicht nachvollziehbar verschlechtern, wird Ihr Neurologe weitere Diagnostik einleiten. Zweiterkrankungen dürfen dabei nicht übersehen werden. Auch an sekundäre und atypisch verlaufende Parkinson-Syndrome muss gedacht werden.

Auffällig bei den sekundären Parkinson-Syndromen ist, dass die Kranken ihre Füße beim Gehen breitbasig aufsetzen, um das Gleichgewicht zu halten. Sie haben zunehmend Schwierigkeiten, die Blasenfunkti-

Name: _____

Datum/ Uhrzeit	MO	DI							
5.⁰⁰	X	X							
6.⁰⁰	X	X							
7.⁰⁰	X	●							
8.⁰⁰	●	X							
9.⁰⁰	●	●							
10.⁰⁰	✓	●							
11.⁰⁰	✓ Ü	✓							
12.⁰⁰	✓ M	✓							
13.⁰⁰	✓	✓							
14.⁰⁰	✓	✓							
15.⁰⁰	●	✓							
16.⁰⁰	●	●							
17.⁰⁰	●	X							
18.⁰⁰	X	X							
19.⁰⁰	X	X							
20.⁰⁰	X	X							
21.⁰⁰	X	X							
22.⁰⁰	X	X							

Selbst-Check Beweglichkeit:

☑ gut
◉ mittel
✗ schlecht

Falls bei Ihnen Symptome wie Zittern, Überbewegung oder Muskelkrämpfe auftreten, tragen Sie zusätzlich ein Z, Ü, oder M ein:

Z = Zittern
Ü = Überbewegung
M = Muskelkrämpfe

on zu kontrollieren und leiden unter einer nachlassenden Gedächtnisleistung. Ursächlich können Durchblutungsstörungen in den tieferen Strukturen des Gehirns zugrunde liegen. Diese Durchblutungsstörungen sind auch unter der Bezeichnung subkortikale arteriosklerotische Enzephalopathie (SAE) bekannt. Auch ein Ungleichgewicht zwischen Produktion und Abfluss des Hirnwassers – ein sogenannter Normaldruckhydrozephalus – kann zu diesen parkinsonähnlichen Störungen führen. Hier ist auch der Begriff „Pseudo-Parkinson-Syndrom" gebräuchlich.

Zu den atypischen Parkinson-Syndromen zählen Erkrankungen, deren Symptomatik über die der klassischen idiopathischen Parkinson-Krankheit weit hinausgeht. Hierzu gehören die Multisystematrophien, kurz MSA. Bei diesen Erkrankungen sind neben der Substantia nigra auch andere Hirnregionen vom Nervenzellverlust betroffen. Das Parkinson-Syndrom ist hierbei nur ein Teilaspekt umfassender Störungen im Nervensystem.

Übrigens

Atypische Parkinson-Syndrome

Multisystematrophien:
▪ Parkinson-Typ (MSA-P)
▪ zerebellärer Typ (MSA-C)
Weitere atypische Parkinson-Syndrome (Auswahl):
▪ progressive supranukleäre Blickparese
▪ kortikobasale Degeneration
▪ Demenz vom Lewy-Körper-Typ (DLB); ob diese Form vielleicht eine zusätzliche, seltene Untergruppe der idiopathischen Parkinson-Krankheit darstellt, ist noch unklar.

Vegetative Symptome wie Blutdruckabfall mit Ohnmachtsneigung, Inkontinenz, aber auch Schluckstörungen und ausgeprägte Gleichgewichtsstörungen sind typisch für diese Erkrankungen. Die Symptome können in unterschiedlicher Kombination und Intensität auftreten. Bei einer weiteren Gruppe von atypischen Parkinson-Syndromen kann es zusätzlich zu erheblichen Gedächtnisstörungen kommen.

 ## Mögliche Behandlungen in der zweiten Phase

Das Wichtigste zuerst: Weder allein durch Medikamente noch durch alleinige Krankengymnastik oder andere Therapien ist die Parkinson-Krankheit auf Dauer ausreichend zu behandeln.

Je nach Einschränkung, die die Erkrankung bei Ihnen mit sich bringt, kommen verschiedene Methoden immer kombiniert und verschieden gewichtet zur Anwendung. Dann ist der Behandlungserfolg am größten.

Für jeden Betroffenen die geeignete Kombination finden

Meist müssen Sie sich als Patient jetzt darauf einrichten, die Medikamente in kürzeren Abständen einzunehmen. Für ältere Patienten mit weiteren Erkrankungen kann daraus eine Vielzahl von Tabletten resultieren, die über den Tag verteilt eingenommen werden müssen. Die Parkinson-Medikamente sind hierbei aber vergleichsweise niedrig dosiert.

Ihr Arzt wird aufgrund Ihrer Informationen und seiner Beobachtungen die Medikamente immer wieder so gut wie möglich Ihrem individuellen Krankheitsverlauf anpassen.

Das hilft im Alltag

Sprechen Sie mit Ihrem Arzt, wenn sich Ihre Beschwerden verändern. Er wird Ihnen einen maßgeschneiderten und ausgewogenen Therapieplan aufstellen, der nicht nur den körperlichen, sondern auch den seelischen Veränderungen gerecht wird.

Die Hauptsymptome der Krankheit – Rigor, Akinese und Tremor – bessern sich auf die Parkinson-Medikamente am eindrucksvollsten. Auch Gleichgewichtsstörungen und Sprechprobleme sind hiermit gut zu beeinflussen. Jedoch haben Krankengymnastik und Logopädie hier eindeutig Vorrang.

Vegetative Störungen beheben

Eine Reihe vegetativer Störungen bessert sich bereits durch die Anpassung der Parkinson-Medikamente. Andere Symptome werden eher durch spezifische Medikamente und weitere Maßnahmen gelindert. Entnehmen Sie der Tabelle auf Seite 72, welche Möglichkeiten im Einzelnen hilfreich sind. Sie selbst können aktiv Einfluss nehmen, sei es durch intensive Begleittherapien, bewusste Ernährung oder die Verwendung von Hilfsmitteln.

Die Psyche positiv beeinflussen

Depressive Verstimmungen sind vielen Parkinson-Patienten bekannt und beeinträch-

tigen die Lebensqualität erheblich. Da die Depressionen durch das Ungleichgewicht der Nervenbotenstoffe im Gehirn mitverursacht werden, bessern sie sich oft schon im Zusammenhang mit einer passenden Parkinson-Medikation. Andernfalls können Präparate wie trizyklische Antidepressiva eingesetzt werden, die auch vermehrten Harndrang und Speichelfluss lindern können. Mitunter treten Unruhe, Verwirrtheit oder Gedächtnisprobleme auf.

Neuere Präparate wie die sogenannten Serotonin-Wiederaufnahme-Hemmer oder die MAO-A-Hemmer sind diesbezüglich verträglicher, erlauben aber wiederum keine Kombinationsbehandlung mit MAO-B-Hemmern. Da die Depressionen auch eine nachfühlbare Reaktion auf das chronische Kranksein darstellt, ist für die meisten Patienten eine stützende psychologische Therapie nützlich.

Merkfähigkeitsstörungen treten bei Parkinson-Patienten häufiger auf als bei anderen gleichaltrigen Personen. In diesem Fall sollte auf anticholinerge Parkinson-Mittel verzichtet werden, um das Gedächtnis nicht weiter zu verschlechtern.

Als Betroffener sollten Sie sich jetzt darauf einstellen, dass engmaschige Arztkontakte nötig werden. Medikamente und Krankheitsverlauf müssen sorgfältig überwacht werden, vielleicht wird Ihr Arzt auch eine Krankenhausbehandlung ins Auge fassen. Alle unterstützenden Therapien sollten intensiviert werden. Hiermit ist eine gute Lebensqualität weiter aufrechtzuerhalten – selbst wenn nicht alle Symptome beseitigt werden können.

Tabelle 2.1: Medikamente und Maßnahmen bei vegetativen Störungen

Symptome	Wie kann mir geholfen werden?	Was kann ich selbst tun?
gestörtes Ein- und Durchschlafen infolge schlechter Beweglichkeit	L-Dopa-Retardpräparate	mildes Schlafmittel (Baldrian, Hopfen), Bett- und Nachtwäsche aus glatten, wenig haftenden Stoffen, spezielle Entspannungsübungen
Schweißausbrüche	Anticholinergika (Bornaprin u. a.)	Salbeitee oder -dragees, saugfähige Kleidung, häufiger umziehen
vermehrter Speichelfluss	L-Dopa, Dopaminagonisten leicht erhöhen, Anticholinergika (Trihexiphenydyl, Biperiden u. a.), selten: Einspritzen von Botulinustoxin in die Speicheldrüsen	Bonbons lutschen, Speichel „wegschlucken", Schlucktraining
Mundtrockenheit	Anticholinergika vermindern, Achtung: Auch andere Medikamente verursachen einen trockenen Mund!	Lutschpastillen (Emser Salz), Trinkmenge erhöhen
häufiger Harndrang	L-Dopa erhöhen, Anticholinergika	regelmäßige Toilettengänge als Blasentraining, Hoseneinlagen
Blasenentleerungs-Hemmung	Anticholinergika absetzen, Amantadine vermindern	Urologen aufsuchen, ggf. Harnableitung über Katheter
nachlassende Sexualfunktion	L-Dopa, Dopaminagonisten, psychologische Beratung	offenes Gespräch mit dem Partner suchen, beim Urologen vorstellen, ggf. unter ärztlicher Kontrolle aktivierende Medikamente
Kreislaufstörungen (Blutdruckabfall/Schwindel)	Domperidon, Midodrin	Trinkmenge steigern, kalt-warme Wechselduschen, Kompressionsstrümpfe
Magen-Darm-Beschwerden (Übelkeit)	Domperidon	Medikamente während oder nach den Mahlzeiten einnehmen, Achtung: Die Wirkung kann verspätet einsetzen!
Verstopfung	leichte Abführmittel wie Milchzucker, Backpflaumen oder Macrogol 3350	Trinkmenge erhöhen, ballaststoffreich ernähren, Bauchdecke im Uhrzeigersinn massieren

Wenn die Beweglichkeit wechselt – differenzierte Medikation

Sobald die Medikamente nicht mehr gleichmäßig wirken und es zu einem End-of-dose- oder On-off-Phänomen kommt (siehe Seite 67), muss die Therapie noch stärker erweitert werden. Wenn sie bislang noch keine COMT-Hemmer oder Dopaminagonisten enthält, sollten diese zur Verbesserung und Verlängerung der L-Dopa-Wirkung zugesetzt werden.

Jüngere Patienten erhalten stark wirksame Dopaminagonisten möglichst hoch dosiert. Bei älteren Patienten greift man aus Gründen der Verträglichkeit besser auf mildere Dopaminagonisten zurück und dosiert niedriger. Auch MAO-B-Hemmer und Amantadine ergänzen die Medikation wirkungsvoll. Amantadine können auch Überbewegungen dämpfen. Anticholinergika werden zurückhaltend verwendet.

Überbewegungen richtig einordnen

Die Behandlung der Überbewegungen verlangt unterschiedliches Vorgehen. Handelt es sich um Überbewegungen zum Zeitpunkt der stärksten L-Dopa-Wirkung, also um Peak-dose-Überbewegungen (siehe Seite 67), wird L-Dopa zugunsten der übrigen Parkinson-Medikamente leicht verringert. Bei unwillkürlichen Bewegungen in der An-

und Abflutphase der Medikamente – den biphasischen Überbewegungen (siehe Seite 67) – fügt man in den kritischen Zwischenphasen eher zusätzliche Medikamente ein. Damit wird die Beweglichkeit wieder ausgeglichener. Leichte Wirkungsschwankungen lassen sich ambulant behandeln. Bei sehr ausgeprägter Symptomatik oder erheblichen Unverträglichkeitsreaktionen auf die Medikamente sollte eine Krankenhausbehandlung erwogen werden, da der Patient engmaschiger beobachtet werden kann.

SELBSTHILFE

Ernährungsumstellung manchmal nötig

Bisweilen wirkt die Behandlung mit L-Dopa-Präparaten unzureichend, wenn die Medikamente während oder nach den Mahlzeiten eingenommen werden oder die Speisen zu eiweißreich sind. Zu viel Nahrungseiweiß behindert die Aufnahme von L-Dopa aus dem Darm. In solchen Situationen sollten Sie die Medikamente vor den Mahlzeiten einnehmen. Versuchen Sie darüber hinaus, den Eiweißgehalt Ihrer Nahrung wieder etwas zu verringern, indem Sie weniger Fleisch, Fisch und anderes zu sich nehmen.

Übrigens

Was bringen Medikamentenpumpen?

Damit bestimmte Wirkstoffe noch zuverlässiger vom Körper aufgenommen werden, wurden für Parkinson-Patienten Instrumente entwickelt, wie sie aus der Insulinbehandlung von Diabetikern bekannt sind. Die Dopaminagonisten Apomorphin und seltener Lisurid werden in flüssiger Form als Einzelgabe oder kontinuierlich mithilfe einer am Körper befestigten Minipumpe in die Haut gespritzt. Die eigene Handhabung ist jedoch im Falle einer schlechten Bewegungsphase nicht einfach, sodass ein geschulter Helfer erforderlich ist. Außerdem können an den Einstichstellen Hautveränderungen auftreten. Eine Neuentwicklung stellt in Gel gelöstes L-Dopa dar, welches über die Pumpe mithilfe einer Sonde kontinuierlich direkt in den Dünndarm gegeben wird.

Wägen Sie mit Ihrem Neurologen genau ab, ob eine Pumpenbehandlung sinnvoll ist. Auch die helfenden Angehörigen sollten hier einbezogen sein.

Verschiedene Behandlungswege sind möglich

Sie haben jetzt einige Behandlungsrichtlinien in groben Zügen kennengelernt und daraus ersehen, dass es bei einem Fortschreiten der Erkrankung durchaus unterschiedliche Möglichkeiten gibt, die Parkinson-Symptome zu lindern. Die Zusammenstellung und Dosierung der Medikamente richtet sich ganz nach Ihrem individuellen Krankheitsbild und hängt auch davon ab, ob Sie Beschwerden wie etwa Ruhezittern tolerieren können. Manchmal fühlt man sich als Betroffener wohler mit einer Behandlung, die zwar nicht alle Symptome beseitigt hat, dafür aber gut vertragen wird und weitgehend frei von Nebenwirkungen ist.

Grundsätzlich ist die Besserung der Parkinson-Symptomatik mit verschiedenen Wirkstoffen möglich. Welche Vorgehensweise sich langfristig als überlegen erweist – und somit den Krankheitsverlauf bremst –, ist noch nicht abschließend geklärt. An dieser Frage wird in Studien weltweit gearbeitet.

Zur Behandlung nicht idiopathischer Parkinson-Syndrome

Hier ist genau zu prüfen, inwieweit die Therapie mit Parkinson-Medikamenten nützlich ist. Bei Patienten mit Gehirndurchblutungsstörungen (SAE, siehe Seite 70) müssen zusätzliche Risikofaktoren wie Bluthochdruck, Herzerkrankungen und Diabetes durch entsprechende Mitbehandlungen minimiert werden.

Patienten mit einem atypischen Parkinson-Syndrom, die oft unter vegetativen Beschwerden wie Blutdruckabfall und Blasenschwäche leiden, erhalten spezielle Medikamente. Unterstützende Therapien wie Krankengymnastik, Schlucktraining und psychologische Beratung ebenso wie soziale Hilfestellungen und Entlastungen kommen verstärkt zum Einsatz, weil der Medikamentenwirkung Grenzen gesetzt sind. Beruhen die Parkinson-Symptome auf einem Normaldruckhydrozephalus (siehe Seite 70), ist ein neurochirurgischer Eingriff erforderlich. Die Störungen sind dann zum größten Teil rückbildungsfähig.

Antworten auf häufige Patientenfragen

Muss ich ständig Medikamente einnehmen?

Ja, denn es handelt sich bei der Parkinson-Krankheit um ein chronisches Leiden. Die Dauermedikation muss akzeptiert werden wie bei anderen chronischen Erkrankungen (Bluthochdruck, Diabetes) auch. Unterbrechungen der Behandlung können unter Umständen zu einer sehr starken Verschlechterung des Zustandes führen, in fortgeschrittenen Stadien bis hin zu akinetischen Krisen.

Ist in jedem Fall eine Krankenhausbehandlung erforderlich?

Zu Beginn der Erkrankung reichen ambulante Behandlungen aus, sofern die Diagnose eindeutig ist. Im Krankheitsverlauf sind für viele Patienten stationäre Behandlungen zur Neueinstellung der Medikamente angezeigt, vor allem dann, wenn weitere Begleiterkrankungen oder mögliche Unverträglichkeiten auf die Medikation zu beachten sind. Schwere fieberhafte Infekte sollten besser stationär behandelt werden, da sie oft die Parkinson-Symptome verschlechtern.

Was muss bei der Ernährung beachtet werden?

Die Ernährung sollte möglichst reich an Ballaststoffen wie Vollkornprodukten und Obst oder Gemüse sein. Eine spezielle Diät für Parkinson-Patienten ist in der Regel nicht notwendig. Nur in ganz seltenen Fällen, vor allem in späteren Krankheitsstadien, kann es zweckmäßig sein, den Eiweißgehalt der Speisen (Fleisch, Fisch) etwas zu verringern. Hierzu sollte der behandelnde Arzt konsultiert werden, damit kein Eiweißmangel entsteht.

Ist die Erkrankung ansteckend?

Eindeutig nein, eine Ansteckung kann ausgeschlossen werden.

Wann wirken die Medikamente am besten?

Die Medikamente wirken besser, wenn sie vor dem Essen oder zwischen den Mahlzeiten eingenommen werden. Magenempfindliche Patienten können die Tabletten mit etwas Zwieback oder während der Mahlzeiten einnehmen.

Wie verhält es sich mit Genussmitteln?

Gegen das gelegentliche Trinken eines Glases Bier, Wein oder Sekt bestehen keinerlei Bedenken, es sei denn, es sprechen andere gesundheitliche Gründe dagegen. Bohnenkaffee kann zu verstärktem Zittern führen.

Darf ich noch rauchen?

Rauchen ist für Parkinson-Kranke genauso schädlich wie für andere Menschen auch. Langjähriges Rauchen kann zu Durchblutungsstörungen führen, die wiederum einen negativen Einfluss auf die Parkinson-Symptomatik haben können.

Gibt es Einschränkungen bei Reisen?

Erhebliche Einschränkungen sind nicht nötig. Allerdings vertragen viele Parkinson-Patienten Hitze schlecht. Daher sind zum Beispiel Tropenreisen nicht zu empfehlen. Bei Flugreisen mit Zeitverschiebung sollte die Medikation nach Ankunft am Zielort an die aktuelle Ortszeit angeglichen werden. Sorgen Sie auch für einen ausreichenden Medikamentenvorrat, um die Behandlungskontinuität zu gewährleisten.

Und wenn ich operiert werden muss?

Sofern eine Narkose geplant ist, muss der Anästhesist unbedingt über das Vorliegen der Parkinson-Krankheit und die Medikamente, die Sie einnehmen, informiert werden. Hiervon hängt die Auswahl des Narkosemittels ab. Die Parkinson-Medikation darf nicht über längere Zeit unterbrochen werden.

Der Umgang mit zunehmendem Leidensdruck und Depressionen

Wenn die Erkrankung fortschreitet und auch die Umwelt langsam die sichtbaren Zeichen der Parkinson-Erkrankung wahrnimmt, wird es zusehends schwerer, sich mit dieser Situation auseinanderzusetzen. Das Leben mit den deutlichen Symptomen und den Nebenwirkungen der Medikamentenbehandlung belastet zunehmend. Lesen Sie, wie Sie mit diesem Leidensdruck und den Depressionen, die oft in dieser Phase auftreten, besser umgehen können.

Parkinson-Betroffene nennen ihre Belastungen

Eine Befragung von etwa 350 Parkinson-Betroffenen durch die Forschungsgruppe von Herrn Professor H. Ellgring vom Psychologischen Institut I der Universität Würzburg ergab, dass die folgenden Situationen immer wieder als besonders quälend und bedrückend empfunden werden: 97 Prozent der Parkinson-Betroffenen leiden unter ihrer eingeschränkten Handgeschicklichkeit. 86 Prozent beklagen, dass sie ihre Gefühle nicht mehr so gut ausdrücken können und ihrer Umwelt gegenüber als desinteressiert und „stumpf" erscheinen, weil ihre Gestik und Körpersprache krankheitsbedingt vermindert sind.

Fast alle Betroffenen (96 Prozent) spüren eine gesunkene Leistungsfähigkeit, die hauptsächlich durch die generelle Verlangsamung, aber auch sehr deutlich durch ihre – im Vergleich zu früher – geringere Motivation und den nachlassenden Antrieb zustande kommt. 90 Prozent von ihnen bemerken selbst: „Dinge, die mir früher Spaß gemacht haben, tue ich jetzt nicht mehr!"

Auch die seit dem Erkennen der Krankheit vorhandene Lebensangst wird wieder stärker und viele Betroffene (93 Prozent) geben zu, Angst vor der Zukunft zu haben. Probleme bereitet auch die Tatsache, dass neben der allgemeinen Leistungsminderung in sogenannten Stresssituationen – also immer, wenn es darauf ankommt, wenn man unter Druck steht und alles extra gut funktionieren soll – die körperliche Anspannung und die psychische Fixierung auf die Symptomatik stärker werden (90 Prozent).

Diese Erlebnisse rufen dann Probleme und Rückzugstendenzen gegenüber der Umwelt und dem Partner hervor. Viele sagen: „Was den Umgang mit anderen Menschen betrifft, so fühle ich mich unsicherer als früher" (83 Prozent). 84 Prozent der an Parkinson leidenden Patienten fühlen sich vor allem in Anwesenheit vieler Menschen überlastet und einer Stresssituation ausgesetzt. Die logische Konsequenz daraus ist Rückzugsverhalten: Fremde, aber auch Freunde und Bekannte werden zunehmend gemieden, die soziale Isolation nimmt ihren Anfang. Auch im Zusammenleben mit anderen Menschen – sei es im Familienkreis oder in der Paarbeziehung – treten massive Veränderungen auf. Die Patienten beklagen, dass die Beziehung zu ihrem Partner seit der Krankheit schlechter geworden ist. Dies drückt sich in zweierlei Verhaltensweisen aus: Einerseits machen sich 70 Prozent der Betroffenen Sorgen um die zusätzlichen Belastungen des gesunden Partners, die durch ihre Krankheit entstehen, und bei 83 Prozent drückt sich das Problem in der Alltagsgestaltung durch weniger gemeinsame Aktivitäten aus.

Parkinson im fortgeschrittenen Stadium führt bei den Betroffenen meist zu sehr starken Verlustgefühlen: „Die Krankheit ist schuld, dass ich am richtigen Leben nicht mehr teilnehmen kann."

Das Denken engt sich mehr und mehr auf das Kranksein ein, alles dreht sich nur noch um die Erkrankung und die Konsequenzen, die diese auf das gesamte Leben hat. Konflikte in der Familie und Partnerschaft entstehen, weil die Gesunden das aktive Leben fortsetzen möchten, den Betroffenen andererseits aber nicht alleine lassen wollen. Ohne ausreichende Kontakte mit anderen Menschen und ohne positive Ablenkung durch schöne Erlebnisse besteht aber auch für den gesunden Partner die Gefahr, immer öfter in depressive Phasen mit Passivität, Interesselosigkeit und Hoffnungslosigkeit zu gleiten.

Die für unser tägliches Wohlbefinden notwendigen Erfolgserlebnisse und positiven Ereignisse werden immer seltener, was die Tendenz hin zu depressivem Denken und Fühlen noch zusätzlich verstärkt. Verlustdenken, Verlassenheitsgefühle, Nutzlosigkeitsdenken, Leere, Freudlosigkeit des Alltags, Angst vor den zunehmenden Beeinträchtigungen und Hoffnungslosigkeit sind daher auch die typischen Anzeichen einer – beginnenden oder bereits vorhandenen – Depression.

Die in einer amerikanisch-kanadischen Studie erfasste Depression bei den gesunden Angehörigen als Folge der gemeinsamen Lebensveränderung zieht dann in Form einer Negativ-Spirale verstärkte depressive Reaktionen beim kranken Partner nach sich. Verstummen, Passivität und Desinteresse aneinander und am Rest der Welt prägen beide Partner. Lassen Sie das nicht zu!

Die positive Selbstbeeinflussung

Damit die negativen Gedanken nicht völlig von Ihnen Besitz nehmen und Ihre Situation dadurch noch weiter verschlechtern, ist es wichtig, diese oft fast automatisch ablaufende Entwicklung im Denken, Fühlen und Handeln bewusst nicht zu wollen und ihr von Anfang an gegenzusteuern. Jetzt ist ein ganz wichtiger Zeitpunkt, die Möglichkeit der positiven Selbstbeeinflussung kennenzulernen.

Das Selbstwertgefühl wieder aufbauen

Kontrollverlust und Scheu vor der Öffentlichkeit, Passivität, Isolation, Leistungsminderung, Stressanfälligkeit und Depression führen dazu, dass das Selbstwertgefühl bei Parkinson-Betroffenen deutlich gesunken ist.

Damit Sie auch weiterhin Ihrer persönlichen Situation entsprechend aktiv am Leben teilnehmen können, muss es in dieser Phase darum gehen, Ihr Selbstwertgefühl wieder aufzubauen.

Wenn die Symptome sichtbar werden, ist endgültig der Zeitpunkt gekommen, mit der Information „Ich habe Parkinson" gegenüber jedermann offen umzugehen. Es macht

keinen Sinn, durch Verstecken und mit der Hilfe von „Notlügen" die Aufmerksamkeit der Mitmenschen auf sich zu lenken. Diese Aufmerksamkeit und die dadurch zwangsläufig entstehenden Vermutungen und Gerüchte setzen Sie nur unnötig unter Stress und schaden Ihnen damit.

Üben Sie zu Hause, die Krankheit mit ein paar Sätzen zu erklären und machen Sie von sich aus den ersten Schritt: Gehen Sie offen auf Ihre Freunde, Arbeitskollegen, Nachbarn und Bekannten zu und informieren Sie sie über Ihre Situation. Wir hören immer wieder viel von positiven Reaktionen der Umwelt. Auch die von den Betroffenen gefürchteten Mitleidsbekundungen bleiben bei sachlicher Information meist aus.

Wir alle wissen, dass der Kontrollverlust sich auf den gesamten Organismus erstrecken kann: Der Körper reagiert nicht mehr automatisch auf die Bewegungsimpulse.

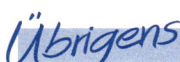

Wie positive Selbstbeeinflussung wirkt

Zwischen dem Menschen und seinem Denken besteht folgender Zusammenhang:
Im ungünstigen Sinn:
Ein Mensch, dessen Körper durch Angstgefühle blockiert ist, der sich passiver dem Kranksein überlässt, wird seine Funktionstüchtigkeit immer weiter verlieren.
Im günstigen Sinn:
Ein Mensch der seine vorhandenen körperlichen Möglichkeiten und seine sozialen Fähigkeiten voll ausschöpft und durch Training aufrechterhält, wird zum bestmöglichen Funktionieren seines Körpers beitragen und sich zusätzlich durch seine

Aktivitäten wohlfühlen. Ein solches positives Verhalten trägt auch dazu bei, dass sich der Verlauf und damit eine Verschlechterung einer Erkrankung hinauszögern können.
Jeder Mensch, auch der Gesunde, kann das Gefühl, Problemen hilflos ausgeliefert zu sein, sehr schlecht ertragen. Probleme werden geringer – und damit erträglicher und lösbar –, wenn man weiß, was man dagegen tun kann. Die Anregungen in diesem Kapitel können auch für jeden Gesunden nützlich sein!

Auch die Gefühle und Stimmungen sind nicht mehr so gut kontrollierbar und steuerbar. Die Denkabläufe sind trotz aller Bemühungen manchmal störanfällig und generell verlangsamt. Derartige Erlebnisse verunsichern die Betroffenen von Anfang an stark, das ist auch ganz verständlich.

Versuchen Sie dennoch, das Geschehen zu verstehen und vor allem es zu akzeptieren: Die biochemischen Tatsachen haben wir Ihnen im ersten Teil unseres Buches bereits ausführlich erklärt. In diesem Zusammenhang müssen wir noch einmal deutlich festhalten, dass es ein Erzwingen von chemischen Prozessen nicht geben kann. Allein mit meiner bloßen Willenskraft kann ich keine Bewegung hervorrufen. Die biochemischen Voraussetzungen, die hierfür nötig wären, sind durch zwanghaftes Wollen oder gar Wutgefühle nicht herbeizuführen – im Gegenteil: Jedes negative Gefühl führt zu Hemmungen und Blockierungen.

Das hilft im Alltag

Wenn es auch schwer umzusetzen ist, machen Sie sich immer wieder bewusst: Nur aus einem Gefühl von Gelassenheit und Ruhe heraus ist größtmögliche positive Beeinflussung der Erkrankung möglich. Wut und zwanghafte Versuche, den Zustand vor Ausbruch der Krankheit erreichen zu wollen, werfen Sie zurück und bringen Sie nicht weiter.

In einem sich selbst verstärkenden Prozess erzeugen die Bewegungsstörungen des Parkinson-Kranken den Eindruck von Kontrollverlust. Wertschwankungen und eine Zunahme der Symptomatik erzeugen Gefühle

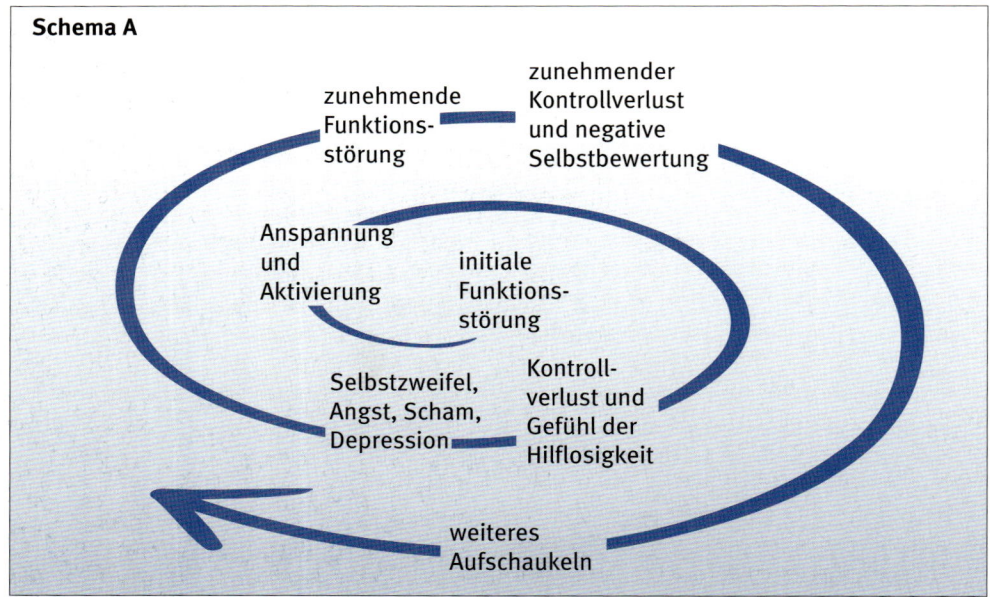

Schema A

zunehmende Funktions-störung

zunehmender Kontrollverlust und negative Selbstbewertung

Anspannung und Aktivierung

initiale Funktions-störung

Selbstzweifel, Angst, Scham, Depression

Kontroll-verlust und Gefühl der Hilflosigkeit

weiteres Aufschaukeln

▲ Der Teufelskreis von körperlicher Symptomatik, negativer Selbstbewertung und Vermeidungsverhalten.

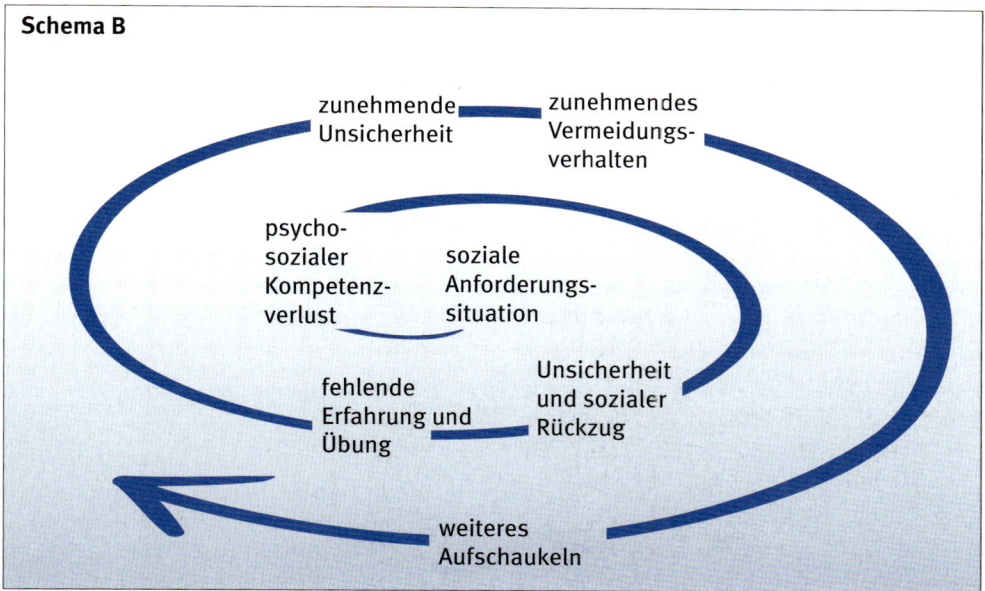

Schema B

zunehmende Unsicherheit

zunehmendes Vermeidungs-verhalten

psycho-sozialer Kompetenz-verlust

soziale Anforderungs-situation

fehlende Erfahrung und Übung

Unsicherheit und sozialer Rückzug

weiteres Aufschaukeln

▲ Der Teufelskreis von sozialen Anforderungssituationen und Vermeidungsverhalten.

von Hilflosigkeit und Ausgeliefertsein: Der Kontrollverlust erschüttert das Vertrauen in die eigenen Fähigkeiten, führt zu Selbstzweifeln und mindert das Selbstwertgefühl. Die Folgen sind meist Angst, Scham bis hin zu Depressionen. Diese emotionalen Reaktionen erhöhen erheblich den Körperstress durch muskuläre Anspannung und eine vegetative Aktivierung.

Damit wird aber natürlich die Parkinson-Symptomatik verstärkt: Die Erhöhung der Anspannung und die negative Akzentuierung gehen einher mit einem höheren Dopa-Bedarf. Wird dieser Bedarf möglicherweise nicht gedeckt, macht sich der Mangel wiederum als Verstärkung der Symptome bemerkbar. Diese Symptome erleben die Betroffenen dann als unausweichlich und sie haben das Gefühl, dass sie immer weniger Kontrolle über das Geschehen haben.

Der Tenor ist: „Mein Körper tut das Gegenteil von dem, was ich erwarte". Dadurch verringert sich das Selbstvertrauen immer weiter. Ein Teufelskreis ist entstanden (siehe Schema A).

Der Teufelskreis von sozialen Anforderungssituationen und Vermeidungsverhalten setzt die Verminderung des Selbstwertgefühls weiter fort (siehe Schema B).

Menschen mit wenig Selbstvertrauen vermeiden es, auf andere Menschen zu treffen, sie ziehen sich mehr und mehr zurück. So verlieren sie die Übung und den sicheren Umgang mit Menschen. Das Erleben von unangenehmen Situationen – Misserfolgserlebnissen – und die Defizite durch mangelnde Übung erhöhen ständig die Unsicherheit und verstärken das Vermeidungsverhalten.

81

So wird klar, dass Parkinson wie kaum eine andere Krankheit den Menschen im Ganzen beeinträchtigen kann: Körperliche Beeinträchtigungen bedingen eine negative Selbsteinschätzung und Situationswahrnehmung, führen über Angst und Scham zu sozialem Rückzug und Vermeidungsverhalten.

Wer aber nicht mehr unter Freunden ist oder angenehme Unterhaltung genießt (denken Sie beispielsweise an Konzerte, Kino, Sportveranstaltungen oder Vereinsfeiern), hat weniger Freude am Leben und gibt der Krankheit „die Schuld", die auf diese Weise zum Feind wird.

Für Sie als Betroffene sind Stressbewältigungstrainings entwickelt worden, in denen alle bisher genannten Denk-, Einstellungs- und Verhaltensänderungen zu einem bewussten und positiven Leben mit Parkinson erlernt werden können. Wenden Sie sich an die Deutsche Parkinson Vereinigung (dPV) oder erkundigen Sie sich bei Ihrem behandelnden Arzt, ob und wo in der Nähe Ihres Wohnortes ein solches Training angeboten wird. Nutzen Sie dieses Angebot als Hilfe zur Selbsthilfe!

SELBSTHILFE

Den Teufelskreis durchbrechen

▪ Lernen Sie den Zusammenhang zwischen Parkinson und Belastungen kennen.
▪ Machen Sie sich die allgemeinen Gesetzmäßigkeiten des Zusammenspiels von Körper, Denken und Gefühlen bewusst.
▪ Ihren Körper können Sie positiv beeinflussen
  – durch mentale und körperliche Entspannung,
  – durch hilfreiche gedankliche Einstellungen.
▪ Finden Sie neue positive Verhaltens- und Lebensregeln.

 ## Die Stressbewältigung

Damit Sie eine ungefähre Vorstellung davon bekommen, was in einem solchen Training auf Sie zukommen wird, stellen wir Ihnen im Folgenden die typischen Inhalte und den Ablauf eines Stressbewältigungstrainings vor.

In einem Training zur Stressbewältigung werden folgende Themen aktiv angegangen:
▪ Parkinson und Belastungen
▪ Zusammenspiel von Körper und Geist
▪ Hilfreiche und nicht hilfreiche gedankliche Einstellungen

1. Schritt – mit belastenden Situationen umgehen lernen

In angeleiteten Gruppengesprächen werden typische Belastungssituationen erörtert und Strategien gesucht, wie belastende Situationen, wie zum Beispiel das Erklären der Krankheit oder das Reduzieren der Anforderungen im Berufsleben, aktiv bewältigt werden können.

Wichtig ist es, sich nicht selbst oder durch andere unter Druck setzen zu lassen. Jeder Druck ist gleichbedeutend mit Anspannung; Anspannung wiederum erhöht das

Erregungsniveau im Organismus, damit steigt der Dopaminbedarf – und so die Störanfälligkeit. Die Folge: Die Symptome werden stärker anstatt nachzulassen.

2. Schritt – mental und körperlich entspannen

Durch gezielte Entspannungsübungen erleben die Teilnehmer, dass Körper und Geist eine Einheit bilden, sich gegenseitig beeinflussen und durch bewusste Entspannung ein positiver Einfluss auf die eigenen Körperreaktionen gewonnen werden kann. So kann zum Beispiel die Anwendung der progressiven Muskelrelaxation nach Jacobson eine wahre „Nothilfe" für Betroffene sein, die sich in einer Stresssituation befinden.

3. Schritt – durch positive Gedanken beeinflussen

Anhand persönlicher Beispiele wird den Teilnehmern deutlich, wie kognitive Bewertungsprozesse dem Handeln und Fühlen vorausgehen. Nicht hilfreiche – sogenannte dysfunktionale – Einstellungen beeinflussen unser Handeln und Fühlen immer auch negativ. Neue, der gegenwärtigen Lebenssituation angemessene Einstellungen können aber erlernt werden und mit ihnen kann man sich von diesem negativen Gedan-

kenkarussell befreien. Mit Gedanken wie: „Wenn es bloß nicht wieder schief geht!", also mit Angst vor dem Versagen, wird, wie wir gerade gesehen haben, die Anspannung erhöht. Eine ganz andere Reaktion ist aber gerade bei Parkinson wünschenswert: Hier geht es darum, in für den Patienten ungewohnten und unangenehmen Situationen die Anspannung und den Stress deutlich zu reduzieren. Eine solche Stressreduktion wird erreicht durch:

- Gedankenstopp bei Selbstzweifeln,
- bewusstes Denken positiver Selbstanweisungen („Du schaffst das!"),
- bewusstes Erinnern einer ähnlichen, erfolgreich bewältigten Situation,
- Anwendung einer Kurzzeitentspannung (z. B. mit progressiver Muskelrelaxation).

Übrigens

Typische „Stressoren"

Viele Parkinson-Betroffene fühlen sich gestresst, wenn sie
- unter Zeitdruck sind,
- beobachtet werden, zum Beispiel beim Bezahlen an der Supermarktkasse,
- eine Unterschrift am Bankschalter leisten müssen,
- in den Bus einsteigen wollen.

Die Depression

Um eine aufkommende Depression bereits im Anfangsstadium zu unterdrücken und es gar nicht so weit kommen zu lassen, dass sie unser Leben bestimmt, ist es wichtig, zu verstehen, was Depression überhaupt be-

deutet und wie sie zustande kommt. Dabei müssen wir versuchen, die Frage der biochemisch bedingten, der sogenannten endogenen Ursache von Depression von der depressiven Reaktion auf – in diesem Fall –

die Parkinson-Krankheit zu unterscheiden. Wir sehen, dass die Erkrankung Parkinson eng mit dem Zustand einer Depression verknüpft ist. Viele der bereits angesprochenen typischen Symptome einer Depression gehören auch zum Krankheitsbild der Parkinson-Krankheit, wie zum Beispiel die Verlangsamung der Bewegung, Schlafstörungen, Tagesschwankungen, eine eingeschränkte Mimik und Gestik sowie eine ausgeprägte Zukunftsangst.

Sind depressive Phasen biochemisch bedingt?

Wie wir wissen, sind bei Parkinson-Betroffenen Störungen in den Überträgerstoffen Dopamin, Serotonin und Noradrenalin bekannt (siehe Seite 21). Diese Stoffe, die auch als Neurotransmitter bezeichnet werden, werden in biochemischen Modellen auch als mitverursachend für Depressionen betrachtet.

Dafür, dass Depressionen zumindest zum Teil auch organisch bedingt sind, sprechen weiterhin folgende Punkte:

1. Im Vergleich mit Personengruppen, die eine ähnlich starke Behinderung und eine vergleichbare eingeschränkte Selbstständigkeit aufweisen – wie dies zum Beispiel bei den Erkrankungen Arthritis, Schlaganfall oder multiple Sklerose der Fall ist –, sind Parkinson-Betroffene stärker von Depression betroffen.

2. Entgegen der logischen Überlegung, dass die Depression mit der Stärke der motorischen Einschränkung zusammenhängen müsste, ergeben Untersuchungen keine stärker ausgeprägte Depressivität und auch keine Verstärkung der Depressionen in den Off- bzw. End-of-dose-Phasen (siehe Seite 67).

3. Depressionen gehen sogar oft der eigentlichen körperlichen Symptomatik voraus.

Übrigens

Was versteht man unter einer Depression?

Eine depressive Stimmung ist durch viele Symptome in verschiedenen Bereichen gekennzeichnet:

- Im Gefühlsbereich
  - Bedrückte und oft ängstliche Verstimmung, Schuldgefühle, Gefühle der Leere und des Erschöpftseins.
- Im Gedankenbereich
  - Selbstvorwürfe, negative Haltung gegenüber der eigenen Person, negative Einstellung zur Umwelt und zur Zukunft allgemein, vermehrtes Grübeln.
- Im motorischen Bereich
  - Motorische Hemmung, eingeschränkte Mimik, eingeschränkte Gestik, verringertes Aktivitätsniveau.

- Im Bereich der Motivation
  - Interessenverlust, Entschlussunfähigkeit, Antriebshemmung.
- Im vegetativen Bereich
  - Müdigkeit, Appetitlosigkeit, Schlaflosigkeit, Libidoverlust.

Das Lebensgefühl von Depressiven äußert sich in typischen Sätzen wie:
  - „Ich kann mich nicht mehr freuen."
  - „Ich habe keine Interessen mehr."
  - „Ich bin ein Versager!"
  - „Ich fühle mich innerlich leer!"
  - „Alles fällt mir schwer!"
  - „Ich spüre eine starke innere Unruhe in mir!"

Dieser endogene Depressionsanteil bei Parkinson wird direkt durch die medikamentöse Therapie des Kranken mit Parkinson-Medikamenten und manchmal auch mit der zusätzlichen Gabe von Antidepressiva behandelt (siehe Seite 71).

Die selbstbeeinflussbaren Ursachen für Depressionen

Der psychoreaktive Anteil der Depression – das bedeutet, die Umstände, die durch eigenes Verhalten des Patienten die Depression erst auslösen bzw. verstärken – ist den Betroffenen meist überhaupt nicht bewusst. Die reaktive Depression lässt sich folgendermaßen charakterisieren.

Ablehnung der eigenen Person durch negative Selbstwahrnehmung Der Parkinson-Kranke nimmt sich aufgrund seiner eingeschränkten Gestik und Mimik als klassisch depressiv wahr, da eingeschränkte Mimik und Gestik bei anderen Personen generell mit Depression gleichgesetzt wird. Parkinson-Betroffene fühlen sich von ihrem sozialen Umfeld abgelehnt. Die Selbstwahrnehmung ist negativ. Diese negative Wahrnehmung und Einschätzung der eigenen Person führt unweigerlich zum sozialen Rückzug. Der Kranke drängt sich selbst mehr und mehr in eine Isolationssituation, in der er zurückgezogen von der Außenwelt lebt. Dabei übersteigt aber dieser Rückzug das Maß seiner eigentlichen Einschränkungen und Behinderungen meist deutlich. Die Angst vor negativer Beurteilung basiert in der Regel gar nicht auf realen Erlebnissen, sondern nur auf der Vorstellung, wie diese Erlebnisse negativ ablaufen könnten (siehe ab Seite 78).

Übrigens

Auch so kann Aufmerksamkeit wirken

Es kommt häufig vor, dass das Umfeld eines Parkinson-Kranken sein depressives Verhalten unbewusst verstärkt, indem es dem Betroffenen gerade dann Sympathie, Interesse und Beachtung entgegenbringt, wenn dieser stark depressiv ist. Das führt sehr häufig zu einer dauernden Nichtbeachtung nicht depressiver Verhaltensweisen. So ist es nur verständlich, dass der Kranke regelrecht „lernt", depressives Verhalten zu zeigen – denn nur dann wird ihm Aufmerksamkeit zuteil.

Ablehnung durch andere aufgrund der Verlangsamung Parkinson-Betroffene werden immer wieder von anderen Menschen als Suchtkranke oder Demente verkannt. Die dargebotene Verlangsamung sowohl in der Bewegung als auch bei Denkprozessen führt zu einer negativen Einschätzung. So wird das Zusammensein mit anderen Menschen für Parkinson-Betroffene oft wenig lohnend. Zudem erhalten sie aufgrund der Ungeduld und Schnelligkeit der anderen nur wenig Verstärkung in ihren Bemühungen, sich möglichst „normal" zu verhalten.

Abnahme von Verstärkungen (Belohnungen) Das kennen wir alle: Wir sind umso aktiver, je mehr wir für Dinge, die positiv verlaufen, durch andere Personen belohnt werden. Der Umgang mit ihnen ist uns angenehm, sie zeigen uns ihre Sympathie und Wertschätzung, sodass wir gerne mit ihnen zusammen sind. Aber auch Tätigkeiten, die uns Freude bereiten und bei denen wir nicht auf die Zustimmung anderer angewiesen sind, haben einen selbstverstärkenden Charakter. Genau dieser Mechanismus aber aus Verstärkung von Aktivitäten durch eigene Genugtuung oder die Wertschätzung anderer fehlt bei Parkinson-Betroffenen.

Gefühl der Hilflosigkeit Wenn ein Mensch denkt: „Alles ist zwecklos, ich kann doch nichts machen. Ich bin der Situation, in der ich mich befinde, völlig ausgeliefert!", dann entsteht ein starkes Gefühl der Hilflosigkeit. In solchen Momenten fehlt gerade Parkinson-Kranken die Objektivität, den Blick für die eigenen Aktivitätsmöglichkeiten zu bewahren. Es fällt ihnen schwer, die Möglichkeiten der Verhaltensänderung und der Lebensumgestaltung anzunehmen und ihr Leben danach neu auszurichten. Das Ausmaß an Hilflosigkeit ist auch definiert durch die Abhängigkeit von anderen. Parkinson-Betroffene werden oft in unnötigem Maße von Angehörigen, die es „gut meinen", in die Unselbstständigkeit gedrängt und somit zu Passivität verurteilt. Die generelle Einstellung, der einzelne Mensch könne an seinem Schicksal doch nichts ändern, stellt in vielen Fällen von Anfang an einen starken Motor für „erlernte Hilflosigkeit und Passivität" dar.

Der Depressive braucht Unterstützung durch seine Mitmenschen

Depression macht Menschen einsam; sich zu Hause zu verkriechen und völlig ohne Beschäftigung den Tag zu verbringen, verstärkt die depressive Stimmung zunehmend. Helfen Sie Ihrem kranken Partner, dieses Loch zu überwinden: Zählen Sie ihm die große Zahl vorhandener Möglichkeiten zu sinnvoller Betätigung auf. Dabei ist der erste Schritt oft sehr schwer und Sie werden einige Geduld mit dem Kranken haben müssen. Hören Sie nicht auf, ihm immer wieder Anregungen zu liefern – auch zum Wiederanknüpfen an mitmenschliche Kontakte mit Kindern, Nachbarn, Bekannten und (früheren) Freunden. Die Wiedereingliederung des Betroffenen in sein soziales Umfeld und die größtmögliche Teilnahme am Alltagsleben entsprechend seiner individuellen Situation ist auch für den weiteren Verlauf der Krankheit sehr wichtig. Bitten Sie zum Beispiel auch Freunde oder Bekannte, den Kranken anzurufen! Auch eine Unterhaltung mit dem Nachbarn über eine Fernsehsendung, seine Hobbys oder seinen Beruf kann helfen, ihn aus seiner selbst gewählten Isolation herauszuholen. Unterstützen Sie aktiv die Planung zur Ausgestaltung des Tages oder einer ganzen Woche. Auch „kleine" Dinge wie Aufstehen, Zeitung lesen sollten in den Plan aufgenommen werden – jede Aktivität, erst recht das Einhalten des Plans, wird dadurch wichtig.

Reden Sie über angenehme Dinge der Vergangenheit und Gegenwart oder über alltägliche Dinge wie Sport, den Garten, das Wetter usw. Vermeiden Sie es aber unbedingt, über seinen depressiven Zustand zu sprechen.

Appellieren Sie nicht an den Willen des Depressiven. Gerade das „Nicht-Wollen-

SELBSTHILFE

So können Sie Ihren Tag planen

▋ Vorbereiten
– Welche Aktivitäten/Aufgaben sind heute wichtig? Listen Sie alle Punkte der Reihe nach auf (nach Notwendigkeit oder Vorlieben geordnet).

_____

_____

_____

– Planen Sie nur die drei, vier oder fünf Punkte, die ganz oben auf der Liste stehen, für diesen Tag ein.

_____

_____

_____

– Überlegen Sie, welche Aktivität zu welcher Tageszeit am besten geeignet ist.

_____

_____

_____

▋ Durchführen:
– Bereiten Sie eine Aktivität gedanklich vor und führen Sie sie zu einem geeigneten Zeitpunkt durch. Genießen Sie den Erfolg bzw. den Gedanken: „Erledigt, ich habe es geschafft!"
– Gönnen Sie sich eine Ruhepause und planen Sie auch diese in Ihre Vorbereitungen mit ein.
– Erst danach beschäftigen Sie sich mit dem nächsten Vorhaben.
▋ Nachbereiten:
– Abends überlegen Sie, ob Ihre Planung und die Umsetzung weitgehend geklappt haben. Oder haben Sie doch wieder zu viel gewollt? Haben Sie sich gehetzt? Der Gedanke „Das war ein aktiver und erfolgreicher Tag für mich" ist ein gutes Ruhekissen für eine erholsame Nacht.

Können" ist ein Zeichen einer Depression. Durch moralischen Druck („Du vernachlässigst mich!") würde die Depression aber nur noch verstärkt werden. Kommen Selbstmordandeutungen bei Parkinson-Kranken vor, sollten Sie diese offen und direkt ansprechen und nach Lösungswegen suchen, gegebenenfalls auch mit ärztlicher Hilfe. Dass depressive Menschen die Angehörigen belasten, darf ihnen nicht zum Vorwurf gemacht werden. Die Depression ist der niedergedrückten Person selbst lästig und sehr schmerzlich. Depressive allein zu lassen oder den Kontakt mit ihnen einzuschränken oder gar abzubrechen, ist immer der falsche Weg!

Die Planung des Tages mit Aktivitäten, die auch für den Depressiven Freude und einen Sinn ergeben, gelingt zum Beispiel relativ leicht mit der regelmäßigen Durchführung von Übungen zum Erhalt der Sprech- sowie der Bewegungsfähigkeit. Hier liegt einer von vielen Gründen für die Anregungen, die Sie in den folgenden beiden Kapiteln (ab Seite 89 und 97) finden. Bauen Sie auch diese Übungen ganz gezielt in den Tagesplan des Kranken mit ein. Diese fest eingeplanten „Termine" innerhalb des Tages- oder Wochenablaufes geben ihm Halt und wecken seinen Ehrgeiz, einmal erreichte Ziele und die damit verbundene Freude immer wieder erreichen zu wollen.

Die logopädische Behandlung gewinnt an Bedeutung

Mit zunehmendem Fortschreiten der Parkinson-Erkrankung kann sich auch Ihre Stimme und Ihr Sprechen verschlechtern. Dann ist logopädische Behandlung angezeigt. Aber auch zu Hause können Sie eine Reihe von Übungen durchführen, die Ihre Stimme kräftigen und mit deren Hilfe Ihnen das Sprechen wieder leichter fallen wird.

Das Sprechen verschlechtert sich

Die Hauptsymptome der Parkinson-Erkrankung – also Muskelsteifigkeit (Rigor), Bewegungsarmut (Akinese) oder Zittern (Tremor) – können auch die am Sprechen beteiligten Muskelgruppen betreffen. Bedingt dadurch können sich Symptome entwickeln, die einer logopädischen Behandlung bedürfen.

Sollten Sie selbst oder Ihr Umfeld bemerken, dass sich Ihr Sprechen zu verschlechtern beginnt, ist es daher sinnvoll und notwendig, dass Sie mit Ihrem behandelnden Arzt über die Möglichkeiten einer logopädischen Therapie sprechen. Er kann Ihnen sicherlich darüber Auskunft geben, ob es in Ihrer Nähe eine logopädische Praxis gibt – oder Sie schauen selbst in den gelben Seiten Ihres Telefonbuches unter dem Stichwort „Logopädie" nach. Ihr Facharzt kann Ihnen logopädische Übungsstunden verschreiben, für die die Krankenkasse bis auf den Selbstbeteiligungsanteil dann auch die Kosten

Übrigens

Die Verschlechterung des Sprechens erkennen

Anzeichen für eine beginnende Verschlechterung des Sprechens können sein:
- vermehrtes Nachfragen von Gesprächspartnern,
- gehäuftes Auftreten von Missverständnissen in Gesprächen,
- Aufforderung der Gesprächspartner an Sie, lauter oder deutlicher bzw. langsamer zu sprechen.

Möglicherweise bemerken Sie selbst zu Beginn diese Verschlechterung gar nicht.

Dadurch kann es zu für beide Seiten unangenehmen Auseinandersetzungen kommen. Ein typisches Beispiel dafür ist der folgende Dialog:

Nicht betroffener Partner: „Sprich doch mal lauter und nicht so undeutlich! Du bist ja kaum noch zu verstehen!"

Parkinson-Betroffener: „Ich spreche so laut wie immer. Du hörst schwer! Du müsstest mal zum Arzt gehen und dein Gehör untersuchen lassen!"

übernimmt. Auch in den meisten Parkinson-Fachkliniken wird heute Logopädie für die Patienten angeboten.

Wenn Sie vermuten oder es zutrifft, dass Ihr Partner beispielsweise altersbedingt schlechter hört, sollten Sie dennoch Rückmeldungen, die besagen, dass Ihr Sprechen leiser oder nuscheliger geworden sei, ernst nehmen. Solche Veränderungen treten bei Parkinson-Kranken häufig auf und es ist gut, sie frühzeitig zu bemerken.

In einer wissenschaftlichen Untersuchung, die sich mit dem Sprechen und der Stimme von Parkinson-Betroffenen befasst, stellte man fest, dass es bei 80 Prozent der untersuchten Personen im Verlauf ihrer Erkrankung zu Einschränkungen in diesem Bereich kam.

Oft besteht eine Diskrepanz zwischen der eigenen Wahrnehmung – „Ich spreche wie immer" – und der Wahrnehmung der Gesprächspartner – „Du sprichst leiser und undeutlicher". Sie lässt sich zum Teil dadurch erklären, dass Sie von der Planung Ihrer Bewegung her tatsächlich wie immer

sprechen – schließlich wollen Sie ja nicht leiser oder undeutlicher sprechen.

Da aber durch die parkinsonbedingte Bewegungsarmut Ihre tatsächlich ausgeführten Bewegungen schwächer ausfallen, kommt als Ergebnis das leisere und undeutlichere Sprechen zustande, das Ihre Gesprächspartner dann auch bei Ihnen beklagen.

Obwohl die beste Hilfe bei solchen Sprechschwierigkeiten in einer gezielten Therapie durch eine logopädisch geschulte Fachkraft liegt, gibt es auch einiges, was Sie selbst tun können, um Ihre Stimme zu kräftigen und Ihr Sprechen zu trainieren. Der folgende Übungsteil will Ihnen dazu einige Anregungen geben.

Das hilft im Alltag

In der Regel können Sie die Übungen alleine durchführen. Manchmal ist es aber auch hilfreich, wenn Sie sie in Gegenwart Ihres Partners oder sogar gemeinsam mit ihm durchführen. So bekommen Sie eine positive Rückmeldung auf die ersten hörbaren Erfolge – und das motiviert Sie zum Weitermachen.

 ## Logopädische Übungen

Auch die Logopädie arbeitet nicht alleine mit der Sprache. Damit die konkreten Sprechübungen auch wirklich effektiv sein können, geht jeder dieser Übungseinheiten ein allgemeiner Entspannungsteil voraus, der den gesamten Körper ansprechen soll. Darüber hinaus sind auch die Körperhal-

tung sowie die Atmung zwei wesentliche Säulen, auf denen eine kräftige und gefestigte Stimme aufbauen kann. Bevor wir also mit den eigentlichen Sprechübungen beginnen, machen wir Sie mit den weiteren, zu einer wirksamen logopädischen Behandlung gehörigen Bereichen vertraut.

SELBSTHILFE

Einleitende Entspannungsübung

Mit dieser Übung gelingt es Ihnen, schnell und effektiv zu entspannen. Sie ist auch hilfreich in Situationen, in denen Sie vermehrtem Stress ausgesetzt sind und den Aufbau von zu großer Anspannung vermeiden wollen:

Setzen Sie sich bequem und aufrecht hin und schließen Sie die Augen, so können Sie sich besser auf Ihre innere Wahrnehmung konzentrieren.

Lassen Sie Ihren Atem von alleine kommen und gehen, lenken Sie dann Ihr Bewusstsein auf die Wahrnehmung einzelner Körperbereiche. Spüren Sie nach, ob Sie irgendwo eine Anspannung verspüren und versuchen Sie, loszulassen.

Versuchen Sie, nacheinander die einzelnen Körperteile bewusst wahrzunehmen und zu entspannen: Füße – Beine – Gesäß – Bauch – Rücken – Schultern – Arme – Hände – Nacken – Gesicht.

Lassen Sie sich genügend Zeit für diese Übung, um alle Körperbereiche bewusst wahrzunehmen und Ihre persönlichen „kritischen" Punkte festzustellen.

Entspannung zur Einleitung der Sprechübungen

Da alle Muskelgruppen im Körper zusammenhängen, ist eine allgemeine Entspannung immer auch eine gute Voraussetzung für die Beweglichkeit der einzelnen Körperbereiche.

Vielleicht haben Sie selbst schon die eine oder andere Entspannungsmethode kennengelernt, von der Sie wissen, dass Sie Ihnen hilft. Sehr gut geeignete und nicht nur für Parkinson-Kranke empfehlenswerte Entspannungsmethoden sind das autogene Training, die progressive Muskelentspannung nach Jacobson oder die Atemtherapie.

Insbesondere der Nacken- und Schulterbereich ist für das Sprechen und die Stimme von Bedeutung. Daher geben wir Ihnen auch im Folgenden hierfür einige Übungen an die Hand, mit denen Sie diese Bereiche gezielt vor einer Sprechübung lockern können. Aber auch für zwischendurch eignen sich diese Übungen sehr gut, um vorhandene Spannungen abzubauen oder es erst gar nicht dazu kommen zu lassen.

Lockerungsübungen für die Schultern

Ziehen Sie beide Schultern so weit wie möglich hoch und halten Sie sie kurz in dieser Position. Lassen Sie dann die Schultern wieder sinken. Spüren Sie der nachlassenden Spannung nach. Führen Sie die gleiche Übung danach jeweils nur mit einer Schulter durch (siehe nächste Seite).

Lockerungsübungen für den Nackenbereich

Lassen Sie das Kinn zur Brust sinken und richten Sie sich langsam wieder auf. Drehen Sie den Kopf langsam jeweils nach rechts und nach links – so, als ob Sie sich selbst über die Schulter schauen wollten. Verharren Sie jeweils einige Sekunden in dieser Position, bevor Sie den Kopf wieder langsam zur Mitte zurückdrehen (siehe nächste Seite).

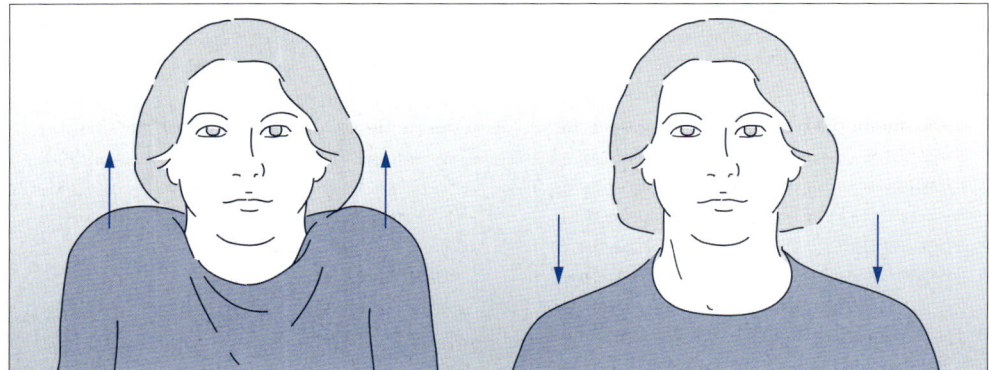

▲ Die Schultern hochziehen und wieder sinken lassen.

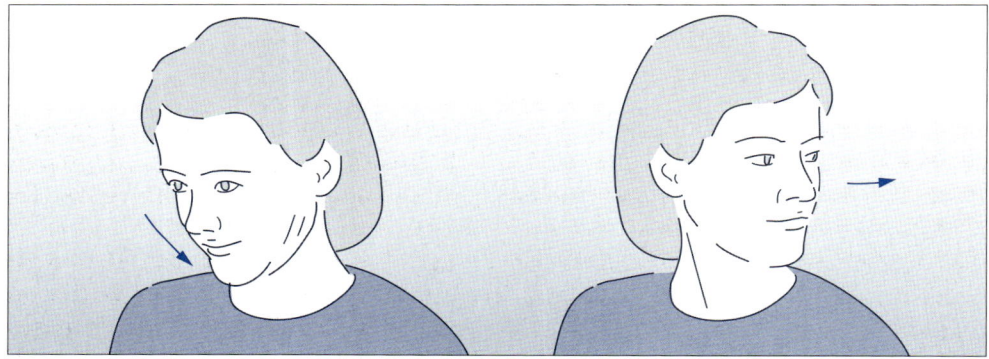

▲ Langsam den Kopf auf und ab bzw. seitlich hin und her bewegen.

Die richtige Atmung

Zur Stimmbildung und zum Sprechen benötigen wir den Atem. Tiefes Atmen ist eine wichtige Voraussetzung für kräftige Stimmgebung und gutes Sprechen. Die folgenden Übungen helfen Ihnen, Ihren Atem zu vertiefen und beim Sprechen effektiv einzusetzen.

▌ Setzen Sie sich bequem hin und schließen Sie, wenn Sie möchten, die Augen. Lassen Sie nun Ihren Atem kommen und gehen, ohne sich dabei anzustrengen oder den Atem bewusst beeinflussen zu wollen.

Konzentrieren Sie sich lediglich auf die Wahrnehmung Ihres Atems. Legen Sie Ihre Hände auf den Bauch und spüren Sie, wie Ihre Hände sich bei jedem Atemzug auf dem Bauch heben und senken. Verharren Sie einige Minuten in dieser Position und spüren Sie bewusst Ihren ruhigen und gleichmäßigen Atemzügen nach.

Wenn wir sprechen, verlängert sich die Ausatmungsphase, das Luft holen geht dabei schnell und fast automatisch:

▌ Legen Sie wieder eine Hand zur Kontrolle auf den Bauch und sprechen Sie „Psssst",

SELBSTHILFE

Die richtige Körperhaltung

Wichtig für die optimale Wirkung der Entspannungsübungen wie auch später für die korrekte Ausführung der Sprechübungen ist auch immer die richtige Körperhaltung. So sitzen Sie bequem und gleichzeitig aufrecht:

- Die Füße sollten Kontakt zum Boden haben und ungefähr hüftbreit auseinander stehen. In den Kniebeugen und zwischen den Beinen und dem Oberkörper sollte nahezu ein 90-Grad-Winkel bestehen.
- Das Becken sollte aufgerichtet sein (kein Hohlkreuz, kein Rundrücken).

- Wenn Sie sich anlehnen möchten, rutschen Sie mit dem Gesäß auf dem Stuhl nach hinten und zwar so, dass Sie bereits mit dem unteren Rückenbereich die Rückenlehne des Stuhls berühren.
- Richten Sie den Oberkörper auf, die Schultern zeigen locker seitwärts.
- Am besten gelingt Ihnen das Aufrichten des Nackens, wenn Sie sich vorstellen, ein unsichtbarer Faden würde Sie am Hinterkopf gerade nach oben zur Decke ziehen.

als wenn Sie jemanden dazu bringen wollten, leise zu sein. Spüren Sie dabei, wie sich Ihre Bauchdecke zusammenzieht und sich dann gleich wieder löst. Beim Sprechen muss die Atemergänzung schnell gehen. Sie können sich einen Blasebalg vorstellen, den man zusammendrückt und der sich dann von selbst wieder mit Luft voll saugt.

- Probieren Sie das Gleiche nun einmal, indem Sie die folgenden kurzen Wörter deutlich aussprechen: Bild – Hut – Rat – Hort – Rost – Hast – Last – Wut – Glut – Bank – Dank – Schrank – Tank – Rock – Funk – knapp – klapp usw. All diese Wörter enden auf einen sogenannten „Plosivlaut" oder auch Sprenglaut, mit dem das Loslassen der Bauchdecke einfacher ist. Die Luft kann schnell und automatisch wieder nachströmen.
- Wörter mit zwei bis drei Silben können genauso gesprochen werden. Probieren Sie es gleich einmal aus: Podest – Paket – Bankett – Salat – Palast – Galopp – Anorak –

Ballett – Teleskop – Gepäck – Besteck usw. Überlegen Sie einmal: Sicherlich fallen Ihnen noch andere passende Wörter ein, die auf -t, -p oder -k enden?

- Der nächste Schritt ist dann die Atemergänzung bei Wörtern, die keinen Sprenglaut am Ende haben. Dabei kann man am Ende des Wortes genauso den Bauch loslassen. Probieren Sie es einmal aus, indem Sie von eins bis zehn zählen: Eins, zwei, drei, vier usw. Sie werden feststellen, dass Sie dabei immer weiterzählen können und Sie dennoch immer genügend Luft zur Verfügung haben.

Übungen zur Verbesserung der Stimme

Für die Verständlichkeit des Sprechens spielt die Stimme eine wichtige Rolle. Wenn es unter einer fortschreitenden Parkinson-Erkrankung zu abnehmender Lautstärke und heiserem Stimmklang kommt, helfen gezielte Übungen, die Stimme zu kräftigen, um dadurch wieder in ausreichender Lautstärke sprechen zu können. Sie erzielen den besten Übungseffekt, wenn Sie die Stimmübungen ein- bis zweimal täglich durchführen. Nehmen Sie sie am besten in Ihren Tagesplan (siehe Seite 87) mit auf, dann können Sie sich jeden Tag über die Durchführung der Übungen informieren. Die Freude über die erreichte Verbesserung Ihrer Stimme wird Sie zum Weitermachen motivieren.

Öffnen Sie bei den folgenden Übungen weit den Mund, damit die Töne nach vorne kommen können und nicht hinten im Hals festgehalten werden. Sie werden wahrscheinlich erstaunt sein, wie laut Ihre Stimme noch sein kann!

Übung zur Stimmkräftigung

Stellen Sie sich zu den Übungen ein Glas Wasser bereit, um Ihre Schleimhäute ausreichend zu befeuchten. Wenn Sie feststellen, dass Ihre Stimme leiser oder heiser geworden ist: Atmen Sie tief ein und halten Sie, so lange Sie können, mit kräftiger Stimme einen Ton auf „Ah". Wiederholen Sie

diesen Vorgang mehrmals, lassen Sie sich dabei aber zwischen jedem Versuch genügend Zeit, um erneut tief einzuatmen. Sie können zwischen den Versuchen ruhig Pausen machen, nach einer Weile finden Sie Ihren eigenen Rhythmus.

Übung zur Stimmmodulation

Diese Übung dient dem Stimmumfang und wirkt somit gegen das monotone Sprechen.

▍ Beginnen Sie in einer mittleren Tonlage und gehen Sie dann so hoch Sie können auf „Ah" oder auf „Iih". Den letzten Ton sollten Sie kurz halten – etwa drei Sekunden. Sie können entweder schrittweise oder auch gleitend so hoch gehen, wie es Ihnen möglich ist. Wiederholen Sie diese Übung mehrmals.

▍ Beginnen Sie dann erneut in einer mittleren Tonlage und gehen Sie nun bis zum tiefsten Ton. Wählen Sie hier ebenfalls die Methode aus – schrittweise oder gleitend –, die Sie am weitesten bringt. Auch diese Übung sollten Sie mindestens mehrmals wiederholen.

Übung zum Einsatz der kräftigen Stimme beim Sprechen

Überlegen Sie sich zehn kurze Sätze und Ausrufe, die Sie in Ihrem Alltag öfter sagen, und schreiben Sie sie auf oder lassen Sie sie jemanden für Sie aufschreiben. Eine solche Liste könnte zum Beispiel folgendermaßen aussehen:

▍ Hallo!
▍ Wie geht's?
▍ Mahlzeit!
▍ Guten Appetit!
▍ Hast du gehört?
▍ Ich gehe raus!
▍ Es hat gut geschmeckt.

Übrigens

Bei Beschwerden zum Arzt

Falls es Ihnen schwer fällt, die Töne zu halten und es dabei zu vermehrtem Kratzen im Hals oder gar zu Schmerzen kommt, sollten Sie vor weiteren Übungen Ihre Stimme bei einem HNO-Arzt untersuchen lassen, der Ihnen dann auch eine Stimmtherapie verordnen kann.

- Wo bist du?
- Es geht mir wieder besser.
- Was hast du heute noch vor?

Lesen Sie nun diese Liste bewusst laut vor und finden Sie mithilfe einer Kassettenaufnahme oder eines Gesprächspartners heraus, wie laut Sie sprechen müssen, um gut verstanden zu werden. Dabei werden Sie oft das Gefühl haben, zu laut zu sein, da Sie ja auch tatsächlich bewusst lauter sprechen müssen, um die parkinsonbedingte Abnahme der Lautstärke auszugleichen. Wenn Sie die richtige Lautstärke herausgefunden haben, schleifen Sie sie ein, indem Sie Ihre Satzliste bei jedem Übungsdurchgang dreimal von oben nach unten in dieser Lautstärke vorlesen. Achten Sie dabei trotz der erhöhten Lautstärke auf einen natürlichen Tonfall.

Beispiel einer Übungsabfolge mit Stimmübungen

Im Folgenden zeigen wir Ihnen anhand einer beispielhaften Übungsfolge, wie eine tägliche Übungssequenz zur Verbesserung Ihrer Stimme aussehen könnte. Die Sprechübungen sind dabei in Stufen aufgeteilt. Gehen Sie erst zur nächsten Stufe über, wenn Sie ein gutes Ergebnis bei den bisher durchgeführten Übungen erreicht haben. Wenn Sie möchten, können Sie sich dabei auch auf Kassette aufnehmen und nachher die Aufnahme anhören. Die Aufnahme vermittelt Ihnen einen objektiven Eindruck, wie sich Ihre Stimme für die Außenwelt anhört.

Bevor Sie mit den Übungen beginnen
Suchen Sie sich einen abgeschlossenen Raum für sich, in dem Sie Ruhe haben und

laut üben können. Konzentrieren Sie sich auf Ihren Körper, lockern Sie angespannte Bereiche (eventuell auch den Kiefer, wenn der sich fest und unbeweglich anfühlt) und nehmen Sie eine möglichst aufrechte Sitzhaltung ein. Unsere Übungen zur Entspannung und zur richtigen Körperhaltung stehen auf den Seiten 91 bis 93.

Für den Übungsbereich „Stimme"
Führen Sie nacheinander alle Stimmübungen durch, wie wir Sie Ihnen auf den Seiten 93 bis 95 beschrieben haben.

Für den Übungsbereich „Sprechen"
Übertragen Sie die anhand Ihrer Alltagssatzliste (siehe Seite 94) eingeübte, laute, gut verständliche Sprechweise nun stufenweise auf das weitere Sprechen. Beginnen Sie mit den kurzen Wörtern der ersten Stufe und steigern Sie sich langsam bis zu den langen Wörtern, sobald Sie das Gefühl haben, dass das Sprechen der kurzen Wörter Ihnen leicht fällt.

Stufe 1 – kurze Wörter und Ausrufe: So – jetzt – ja? Hey – nein – ach was!

Stufe 2 – zwei- bis dreisilbige Wörter: Felsen – Blume – Auto – Messer – Butter – Taschentuch – Liegestuhl usw.

Stufe 3 – noch längere Wörter: Finden Sie auch selbst Wörter und achten Sie darauf, diese laut auszusprechen. Bilden Sie immer längere Wörter. Sprechen Sie jedes Wort für sich und achten Sie darauf, dass Sie bis zum letzten Buchstaben laut bleiben: Fernsehapparat – Marmeladenglas – Briefmarkensammlung – Gesangverein – Tennisplatzsprenkelanlage – Kaninchenzüchterverein …

Spielen Sie mit den Wörtern und überlegen Sie: Fallen Ihnen noch andere oder sogar noch längere Wörter ein?

Stufe 4 – Sätze: Lesen Sie kurze Sätze laut vor. Denken Sie sich selbst kurze Sätze aus, die nach und nach immer länger werden und wenden Sie das laute Sprechen dabei an. Wenn Sie dabei das Gefühl haben, etwas zu laut zu sprechen, ist es meistens genau richtig.

Stufe 5 – Texte: Lesen Sie laut kurze Texte vor, zum Beispiel aus der Zeitung oder einen Brief. Achten Sie dabei darauf, wie Sie sprechen. Wenn Sie die Gelegenheit haben, eine Aufnahme davon zu machen, nützen Sie sie. Beim Abhören können Sie sich noch einmal besser kontrollieren.

Stufe 6 – freies Sprechen: Erzählen Sie einen kurzen Text, eine Ihnen bekannte Geschichte oder einen Witz nach. Lassen Sie sich von Ihrem Gegenüber rückmelden, wie gut verständlich Sie dabei gesprochen haben oder nehmen Sie Ihr Sprechen auf. Sie können sich auch erst ein paar Stichworte überlegen und bei Bedarf aufschreiben. Anhand dieser Stichpunkte können Sie dann Ihre Erzählung aufbauen.

SELBSTHILFE

Arbeiten Sie an Ihrer Stimme

▌ Führen Sie die Stimmübungen regelmäßig – am besten täglich – aus. Tragen Sie sie in Ihren Tagesplan ein.

▌ Auch wenn es am Anfang nicht gleich so klappt, wie Sie es sich vorstellen: Nehmen Sie sich immer wieder aufs Neue bewusst vor, eine laute und kräftige Stimme bei alltäglichen Gesprächssituationen einzusetzen.

▌ Da das Sprechen eigentlich automatisiert abläuft, achten wir normalerweise nicht darauf, wie wir sprechen, sondern darauf, was wir sagen. Daher ist es anfangs natürlich nicht einfach, eine veränderte Sprechweise in den Alltag zu übertragen.

▌ Probieren Sie es dennoch immer wieder aus und Sie werden sehen – mit der Zeit wird Ihnen das bewusste laute, gut verständliche Sprechen von Mal zu Mal leichter fallen.

Bewegungstherapie – ein Muss für jeden Parkinson-Kranken

In der Phase, in der die Symptome deutlicher hervortreten, wird es wichtiger, die Bewegungstherapie gezielt und vor allem regelmäßig durchzuführen. Eine Reihe von Übungen trainieren nicht nur Ihre Beweglichkeit, sondern können Ihnen auch helfen, alltägliche Verrichtungen, wie zum Beispiel Aufstehen, Treppensteigen, Anziehen oder Schreiben, leichter zu bewältigen.

Das Ziel: aktiv und beweglich bleiben

Wenn es Ihnen möglich ist, nehmen Sie auf jeden Fall weiterhin an einer Gruppengymnastik, zum Beispiel von der Parkinson-Selbsthilfegruppe, teil. Zu diesem Zeitpunkt empfehlen wir aber immer auch zusätzlich eine gezielte Einzeltherapie, die möglichst ein- bis zweimal wöchentlich unter fachkundiger Anleitung durchgeführt wird. Auf diese Weise können Sie fortwährend gezielte Korrektur und bestmögliche Förderung erfahren. Suchen Sie sich kompetente Hilfe, um die Übungsabläufe korrekt zu erlernen. Denn die selbstständige Beurteilung der eigenen Bewegungsabläufe ist in diesem Stadium der Erkrankung meist nicht mehr objektiv möglich. Und wie bei der medikamentösen Therapie sollte auch das Übungsrepertoire immer wieder Ihren individuellen Bedürfnissen und Befindlichkeiten angepasst werden.

Wichtig für den Erfolg: regelmäßiges Üben

Die erforderliche Regelmäßigkeit des Übens wurde bereits einige Male erwähnt. So wie die Medikamente regelmäßig eingenommen werden müssen, gehört zu einer Erfolg versprechenden Therapie auch die Kontinuität bei den Bewegungsübungen.

Es gibt mittlerweile einige Gymnastikbücher und Übungsvideos auf dem Markt, die Anregungen für ein selbstständiges Üben geben. Bezugsmöglichkeiten erfahren Sie über die Deutsche Parkinson Vereinigung (Adresse siehe Seite 150).

Im Folgenden machen wir Ihnen ebenfalls einige Übungsvorschläge, aus denen Sie

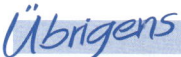

Weitere unterstützende Maßnahmen zur Bewegungstherapie

▌ Massagen und Bewegungsbäder (Seite 58)
▌ Atem- und Entspannungstherapie
▌ Musiktherapie
▌ Ergotherapie
▌ Maltherapie
▌ Heileurythmie

sich Ihr individuelles kleines Übungsprogramm zusammenstellen können.

Es sei hier jedoch nochmals betont, dass es eine einheitliche und für alle Betroffenen gleichermaßen geltende Parkinson-Gymnastik nicht gibt. Stattdessen müssen die Übungen immer wieder an die individuellen und sich verändernden Bedürfnisse und Befindlichkeiten der Betroffenen angepasst werden. Darum können Übungskataloge, CDs oder Gymnastikvideos auch niemals eine gezielte, fachkundig angeleitete Therapie ersetzen! Die in diesem Buch gezeigten Übungen sollen Ihnen vor allem als Anregung und Gedächtnisstütze dienen!

 ## Bewegungsübungen

Die Übungen sind eingeteilt nach den typischen Symptomschwerpunkten, die bei der Erkrankung auftreten können – also Hypokinese und Gangstörungen, Rigor sowie Tremor. Wir haben bewusst einfachere Übungen gewählt, die Sie jederzeit und ohne viel Aufwand alleine zu Hause durchführen können.

Finden Sie heraus, was Ihnen gut tut
Aus den Übungen, die wir Ihnen ab der folgenden Seite vorstellen, können Sie sich – am besten gemeinsam mit Ihrem Physiotherapeuten – die für Sie am besten geeigneten heraussuchen. Es ist nicht gedacht, dass Sie alle Übungen nacheinander absolvieren. Von Ihrem Therapeuten können Sie auch noch einmal genauere Hinweise erhalten, worauf Sie bei der Ausführung besonders zu achten haben. Lesen Sie sich die Anleitungen in Ruhe durch, einige Bilder versuchen, das Gesagte noch zu verdeutlichen.

Das hilft im Alltag

Ein mehrfaches Wiederholen der Bewegungsabläufe ist effektiv, weil Sie sich dadurch Ihr Bewegungsrepertoire besser einprägen.

Ein Übungsprogramm von 15 bis 20 Minuten Dauer täglich genügt. Wählen Sie einen für Sie günstigen Zeitpunkt dafür und setzen Sie sich nicht unter Druck. Legen Sie, wenn nötig, Pausen zwischen den einzelnen Übungen ein und finden Sie Ihren eigenen Rhythmus. Wichtig ist, dass Sie Überforderungen vermeiden und sich während sowie nach dem Üben wohlfühlen. Vielleicht findet sich in Ihrem Familien- oder Freundeskreis ein „Mitstreiter", dann macht es gleich noch mehr Spaß. Ein wenig passende Musik kann das Ganze ebenfalls unterstützen. Für manche Übungen wäre es von Vorteil, wenn Sie einen größeren Spiegel zur Verfügung haben, um mehr Eigenkontrolle über die richtige Ausführung der jeweiligen Übungen zu haben.

Erfahrungen zeigen, dass es förderlich ist, sich jedes Mal vor dem Ausführen der Bewegungen zunächst eine Vorstellung bzw. ein „Vorgefühl" davon zu bilden. Zum Beispiel: „Ich stelle mir vor, mit meiner rechten Schulter zu kreisen – wie würde es sich anfühlen? Jetzt führe ich die Bewegung aus."

Also dann, probieren Sie die Übungen aus und bleiben Sie mit Freude in Bewegung!

Übungen zur Beeinflussung von Hypokinese (Akinese, Bradykinese)

Das Erscheinungsbild dieser Symptome haben wir Ihnen bereits zu Beginn des Kapitels über die Phase 2 beschrieben (ab Seite 66). Zielsetzung der folgenden Übungen ist:

- eine Verbesserung der allgemeinen Beweglichkeit,
- eine Schulung des Gleichgewichts und die Bewusstmachung der Schwerpunktverlagerung unter besonderer Berücksichtigung der Gangschulung und der Lagewechsel.

Am Ende dieser Übungseinheit finden Sie ferner noch Übungsvorschläge:

- für die Verbesserung der Bewegungskoordination und
- für das Training der Feinmotorik (Fingerfertigkeit).

Übungen im Liegen

Legen Sie sich auf den Rücken. Achten Sie auf eine nicht zu weiche Unterlage sowie auf eine gute Unterstützung des Kopfes, sodass dieser entspannt aufliegen kann.

- Ihre Beine liegen lang ausgestreckt, die Arme breiten Sie waagerecht aus. Führen Sie nun die rechte Hand mit gestrecktem Arm zur linken herüber und nehmen dabei die rechte Schulter mit. Den Kopf drehen Sie ebenfalls mit. Das Becken bleibt liegen. Danach breiten Sie die Arme wieder aus und führen die Bewegung dann mit der linken Hand durch. Vorsicht bei starker Osteoporose und Bandscheibenschäden!
- Sie liegen in derselben Ausgangsstellung wie oben. Nun heben Sie das rechte Bein an, führen es über das linke herüber und tippen mit dem Fuß auf den Boden. Dabei kommt die rechte Beckenseite mit, der Schultergürtel aber bleibt liegen. Vorsicht bei starker Osteoporose und Bandscheibenschäden!
- Sie liegen auf dem Rücken und stellen beide Beine auf. Die Füße und Knie befinden sich etwa hüftbreit auseinander. Nun drücken Sie mit den Fersen fest in die Unterlage, spannen die Gesäßmuskeln an, indem Sie die Pobacken zusammenkneifen und heben das Becken und den unteren Rücken von der Unterlage ab. Atmen Sie dabei gleichmäßig weiter.
- Bei den nächsten Wiederholungen versuchen Sie das Becken waagerecht in der

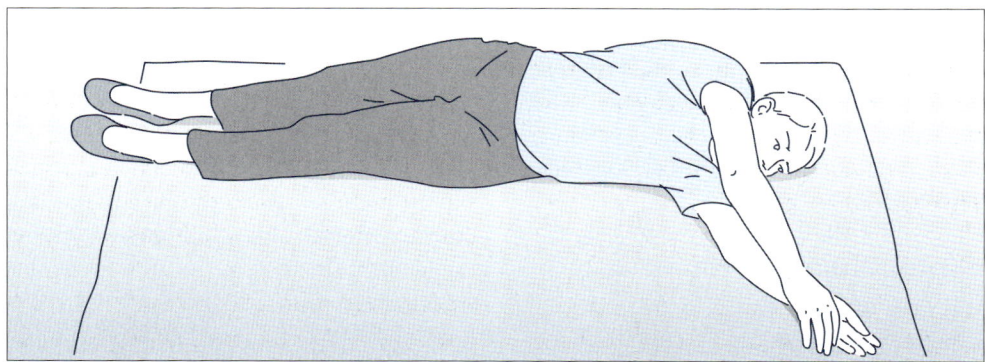

▲ Die Arme bewegen sich gestreckt von Seite zu Seite, das Becken bleibt ruhig.

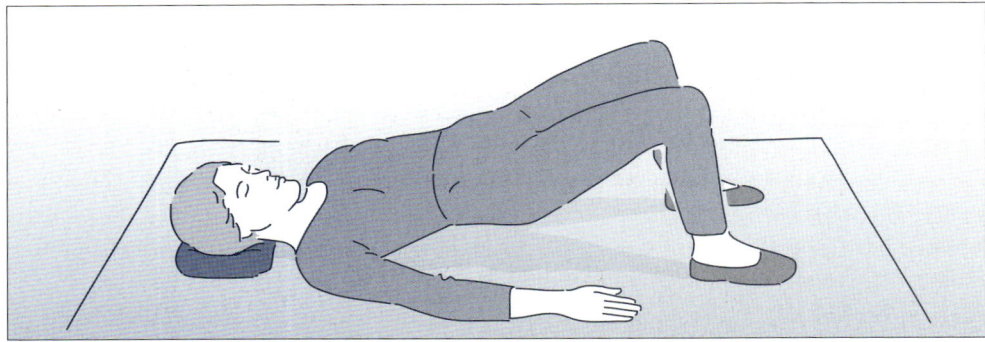

▲ Die Gesäßmuskeln fest anspannen und das Becken anheben.

Luft mal zu der einen, mal zu der anderen Seite zu verschieben, um so beim Ablegen mit dem Gesäß mal etwas mehr rechts, mal etwas mehr links aufzukommen. Am Ende sollten Sie wieder in der Mitte liegen.

Übungen im Sitzen

Für die Übungen im Sitzen eignet sich am besten ein stabiler Hocker. Achten Sie bitte auf eine aufrechte Haltung. Eine Beschreibung der korrekten Sitzposition finden Sie auf Seite 110.

▮ Schwingen Sie die Arme gegeneinander und drehen Sie dabei den Schultergürtel mit.

▮ Schwingen Sie nun die Arme miteinander und klatschen Sie abwechselnd über dem Kopf und hinter dem Rücken in die Hände.

▮ Klatschen Sie aus dem Schwung der Arme heraus im Wechsel vor und hinter dem Körper in die Hände.

▮ Halten Sie einen Luftballon durch Antippen mit den Händen in der Luft. Variieren Sie die Übung folgendermaßen: Berühren Sie den Ballon:
   – nur mit den Handrücken,
   – nur mit den Zeigefingern (dann Mittelfinger, Ringfinger, kleine Finger),
   – mit den gefalteten Händen.

Diese Übung ist auch sehr gut als Partnerübung geeignet! Und als Übung im Stehen schult sie zusätzlich das Gleichgewicht.

▮ Prellen Sie einen Ball mit beiden Händen einige Male kräftig auf, und zwar
   – erst vor dem Körper,
   – dann an den Seiten (rechts und links).

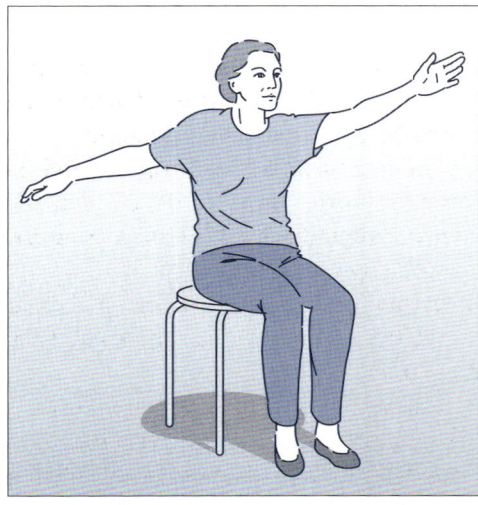

▲ Die Arme schwingen vor und zurück.

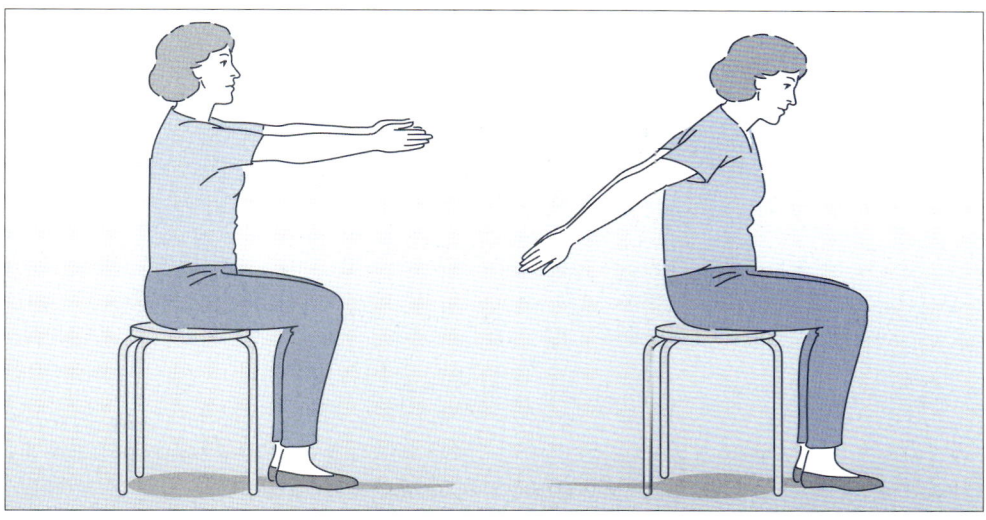

▲ Vor und hinter dem Körper in die Hände klatschen.

▌Zunächst sitzen Sie aufrecht, die Füße bringen Sie in leichte Schrittstellung. Dann falten Sie die Hände und führen sie auf Brusthöhe bei gestreckten Armen nach vorn. Ihr Oberkörper folgt. Spüren

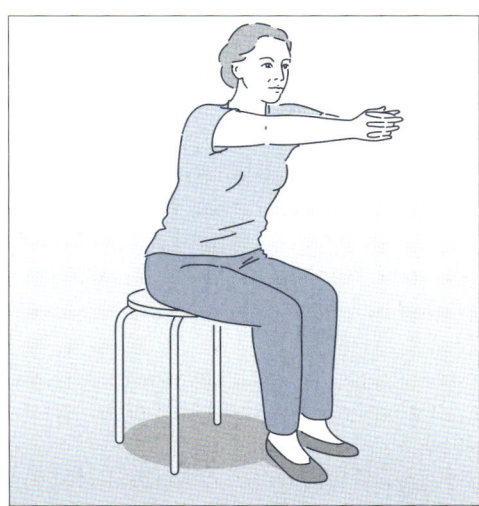

▲ Hände falten, Arme ausstrecken und nach vorne ziehen.

Sie der Spannung nach: Wann will sich das Gesäß vom Hocker lösen?

▌Führen Sie diese Übung ebenso zu den Seiten aus. Dabei bringen Sie die Füße zuvor in Grätschstellung. Vorsicht bei Fallneigung zur Seite!

Übungen im Vierfüßlerstand (s. Seite 102)

▌Ihre Hände befinden sich unter Ihren Schultern, Ihre Knie unter Ihren Hüften. Arme und Oberschenkel stehen senkrecht.

▌Nun schreiben Sie mit einer Hand in großer Schrift Ihren Namen auf den Boden. Führen Sie anschließend die Übung mit der anderen Hand aus.

▌Rollen Sie mit einer Hand einen kleinen Ball erst vor und zurück, dann von einer zur anderen Seite.

▌Strecken Sie nun gleichzeitig den rechten Arm nach vorne und das linke Bein nach hinten aus. Wiederholen Sie die Übung gegengleich, also mit dem linken Arm und dem rechten Bein.

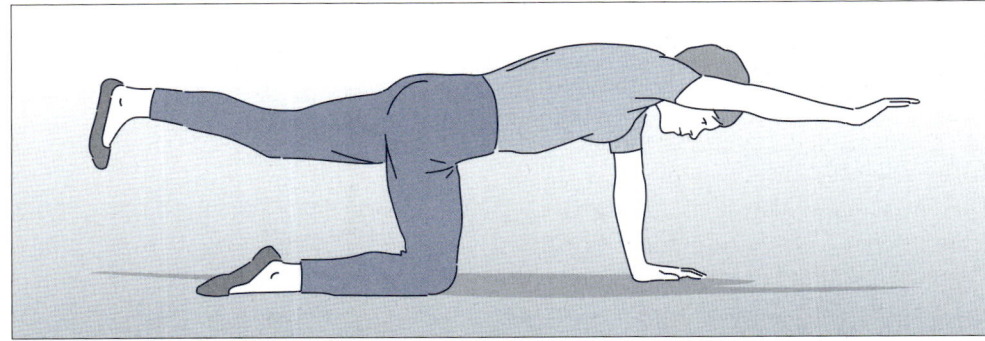

▲ Aus dem Vierfüßlerstand gegengleich ein Bein und einen Arm anheben.

Übungen im Kniestand

- Die Knie stehen hüftbreit auseinander, die Leistenbeugen sind möglichst gestreckt.
- Vom Zwei-Bein-Kniestand schwingen Sie abwechselnd ein Bein über die Seite vor zum Ein-Bein-Kniestand.

Übungen im Stehen

Achten Sie bei der Ausführung dieser Übungen vor allem auf eine aufrechte Haltung und auf Ihr Gleichgewicht. Für die nächsten Übungen empfiehlt sich die Unterstützung durch rhythmische Musik – am besten geeignet ist ein Vierviertel-Takt wie bei Wanderliedern oder Marschmusik.

- Gehen Sie auf der Stelle und ziehen Sie bei jedem Schritt die Knie hoch. Die Arme schwingen locker mit.
- Gehen Sie dann zur Abwechslung ein paar Schritte zur Seite und zurück. Schließlich

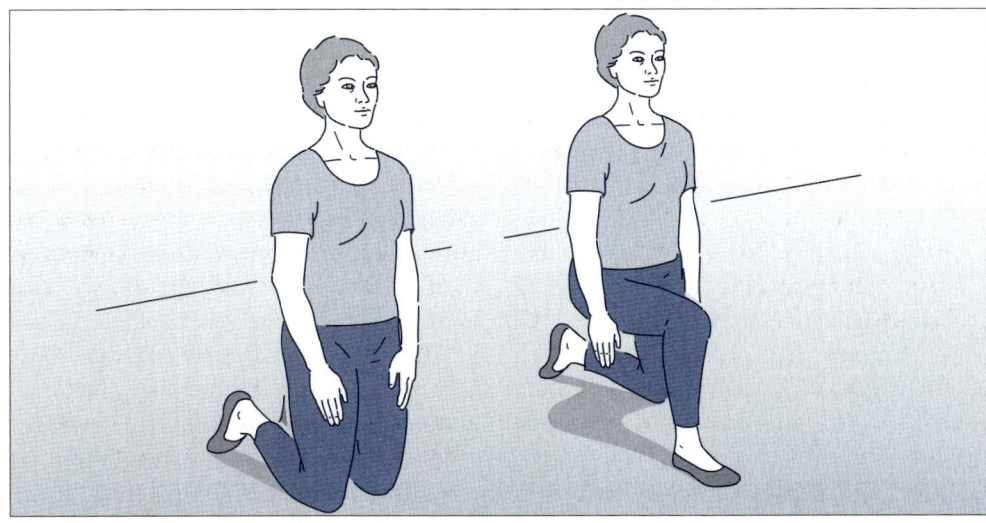

▲ Aus dem Kniestand abwechselnd ein Bein aufstellen.

können Sie sich dabei auch einmal im Kreis drehen – das schult die Richtungsänderungen beim Gehen.

Für die folgenden Übungen benötigen Sie einen Schuhkarton oder ein dickes Buch oder etwas Ähnliches.

▮ Legen Sie den Schuhkarton auf den Boden und stellen Sie sich dahinter. Steigen Sie nun mit einem Fuß darüber. Rollen Sie dabei den Fuß gut von der Ferse ab und verlagern Sie Ihr Gewicht ganz auf diesen Fuß. Dann setzen Sie ihn wieder zurück hinter den Karton. Wiederholen Sie dies mehrmals mit beiden Füßen im Wechsel. Achten Sie dabei auf das Abrollen des Fußes und die Gewichtsverlagerung!

▮ Stellen Sie sich nun seitlich neben den Karton und steigen Sie einige Male darüber hin und her.

Durch die folgenden Übungen können Sie lernen, Ihre Schrittlänge zu vergrößern. Dazu benötigen Sie mehrere Schuhkartons bzw. Bücher oder Ähnliches, die Sie hintereinander in Abständen einer normalen, durchschnittlichen Schrittlänge aufstellen. Eine andere Möglichkeit ist es, Kreidestriche aufzumalen oder Klebestreifen anzubringen.

▮ Sie überwinden diesen Parcour nun, indem Sie Ihre Schritte in die Zwischenräume setzen. Indem die Phase, in der Sie auf nur einem Bein stehen, verlängert wird, ist eine höhere Anforderung an Ihr Gleichgewicht gestellt.

▮ Tippen Sie beim Hinübergehen jeweils erst mit der Fußspitze auf das Hindernis und setzen Sie dann den Fuß hinüber. Achten Sie darauf, die Ferse als Erstes auf den Boden aufzusetzen und den Fuß gut abzurollen.

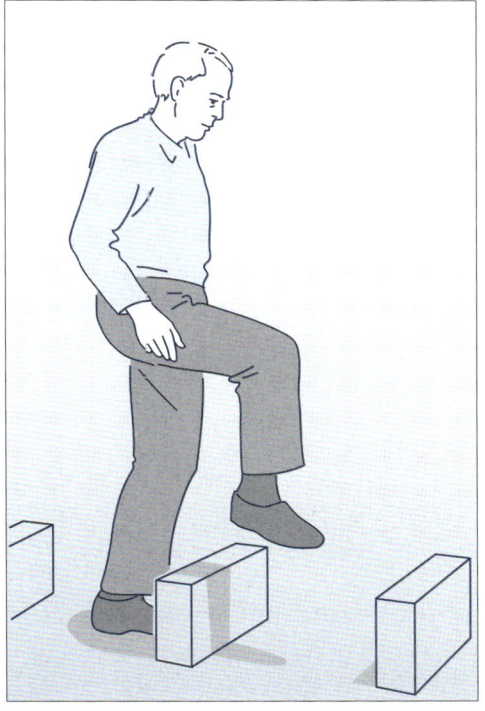

▲ Hindernisse überwinden.

Koordinationsübungen

Die folgenden Übungen sollen das Zusammenspiel der einzelnen Gliedmaßen trainieren und somit Ihre Sicherheit bei der Ausführung komplexer Alltagsbewegungen erhöhen. Am besten üben Sie im Sitzen. Achten Sie darauf, die Übungen möglichst rhythmisch auszuführen. Und: Verlieren Sie nicht die Geduld! Es muss nicht gleich alles auf Anhieb klappen!

▮ Heben Sie den rechten Arm hoch und strecken Sie gleichzeitig das linke Bein nach vorn aus. Wiederholen Sie die Übung gegengleich – also mit dem linken Arm und dem rechten Bein (siehe Abb.).

▮ Strecken Sie den rechten Arm zur rechten Seite und gleichzeitig das linke Bein nach

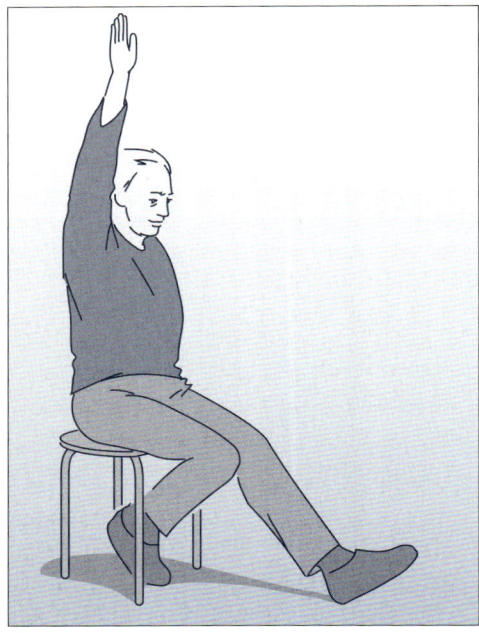

▲ Koordination gefragt: Arme und Beine bewegen sich unterschiedlich.

vorn. Wiederholen Sie die Übung mit dem linken Arm und dem rechten Bein.

▌ Mit dem rechten Arm beschreiben Sie vor dem Körper eine waagerechte Linie, mit dem linken Arm gleichzeitig eine senkrechte. Auch diese Übung führen Sie anschließend gegengleich aus.

▌ Mit dem rechten Arm beschreiben Sie vor dem Körper einen senkrechten Kreis und gleichzeitig zeichnen Sie mit dem linken Arm eine senkrechte Linie. Auch diese Übung führen Sie anschließend gegengleich aus.

Übungen zur Verbesserung der Feinmotorik

Die folgenden Übungen sollen die Fingerfertigkeit fördern. Es empfiehlt sich, zuvor zuerst die Schulter- und Armmuskulatur zu lockern, zum Beispiel durch ein paar leichte Schwungübungen (siehe Seiten 91 und 92).

Zunächst ein Vorschlag zur Dehnung der Hand- und Unterarmmuskulatur:

▌ Sie sitzen am Tisch. Ihre Ellbogen sind aufgestützt, Ihre Handflächen liegen vollständig aneinander und die Fingerspitzen zeigen nach oben. Nun entfernen Sie die Ellbogen voneinander, sodass sich die Unterarme der Tischplatte nähern. Gehen Sie so weit, bis die maximale Dehnung erreicht ist. Die Handwurzeln sollen dabei fest aneinander bleiben! Halten Sie die Dehnstellung ca. zehn Sekunden.

▌ Fausten und spreizen Sie die Hände im Wechsel. Die Betonung liegt hierbei auf dem Strecken und Spreizen der einzelnen Finger. Zunächst beide Hände gleichzeitig, dann im Wechsel.

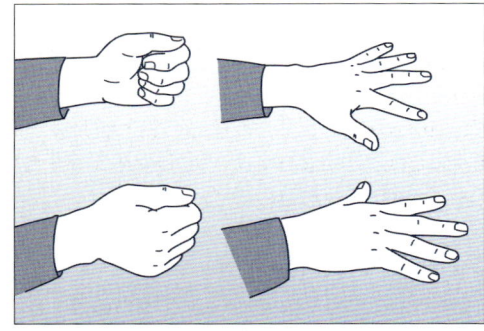

▲ Hände fausten und spreizen.

▌ Umkreisen Sie nun mit den einzelnen Fingerspitzen nacheinander den Daumen.

▌ Drehen Sie einen Stift durch die Finger. Führen Sie diese Übung in beide Richtungen aus.

▌ Knäueln Sie ein Tuch mit einer Hand zusammen, ohne dass Sie dabei mit der anderen Hand nachhelfen.

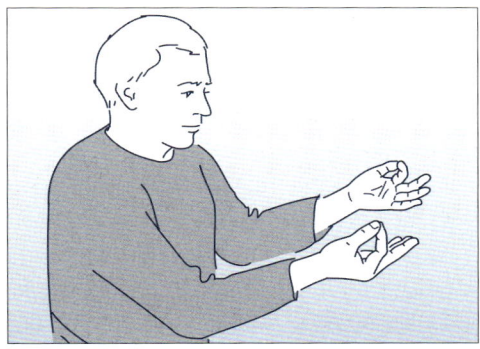

▲ Der Zeigefinger umkreist den Daumen.

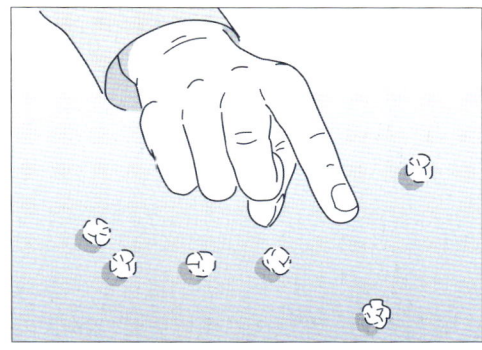

▲ Schnipsen Sie Papierkügelchen mit den Fingern weg.

▪ Bringen Sie einen kleinen Ball mit den Fingern einer Hand zum Kreisen.

▪ Formen Sie aus Zeitungspapier kleine Kügelchen und schnipsen Sie diese mit den einzelnen Fingern nacheinander weg, eventuell auch in ein Ziel. Diese Übung ist gut als spielerische Partnerübung geeignet.

Übungen zur Beeinflussung des Rigors

Die Auswirkungen der fortschreitenden Erkrankung auf die Symptomatik des Rigors haben wir Ihnen bereits an anderer Stelle dieses Teiles des Buches näher erläutert (siehe ab Seite 66).

Ziele der im Folgenden beschriebenen Übungen sind:

▪ die Muskelspannung und die eventuell damit verbundenen Schmerzen zu verringern,

▪ die allgemeine Beweglichkeit zu erhalten und somit bei der Ausführung von Alltagsbewegungen eine Erleichterung zu schaffen,

▪ die Haltung zu verbessern,

▪ die Atemfunktionen anzuregen.

Übungen im Liegen

▪ Sie liegen auf dem Rücken, Ihre Beine sind gestreckt. Führen Sie die Arme nach hinten neben den Kopf und nun dehnen, räkeln und strecken Sie sich – lassen Sie dabei Ihren Atem gleichmäßig und tief strömen.

▪ Begeben Sie sich in die Rückenlage, die Beine sind dabei aufgestellt. Nun ziehen Sie abwechselnd erst das eine, dann das andere Bein weit an den Bauch heran. Schließlich halten Sie beide Beine mit den Händen auf dem Bauch. In dieser Po-

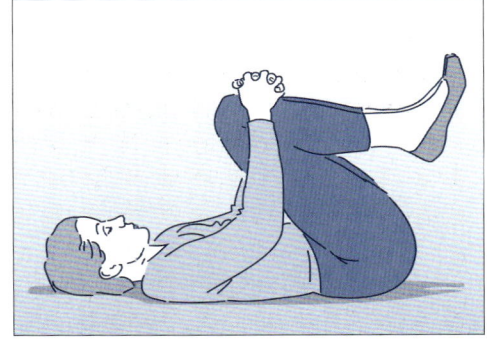

▲ Die Beine anziehen und die Knie leicht kreisen lassen.

sition können Sie nun mit den Knien kleine Kreise zeichnen, ohne dabei die Hände von den Beinen zu lösen. Ihr Kopf und Ihre Schultern sollten dabei möglichst entspannt liegen bleiben.

▪ Sie liegen auf dem Rücken, haben die Beine aufgestellt und die Arme zu den Seiten ausgebreitet. Lassen Sie nun die Knie geschlossen zuerst nach rechts, danach nach links sinken – zunächst flüchtig, dann verweilen Sie einige Atemzüge lang in der Dehnlage.

Vorsicht: Diese Übung ist für Menschen mit starker Osteoporose oder Bandscheibenschäden nur bedingt empfehlenswert!

▪ Legen Sie sich lang ausgestreckt auf den Rücken. Nun holen Sie ein Bein an den Bauch und halten den Oberschenkel mit beiden Händen oder mithilfe eines Tuches fest. Versuchen Sie nun, das Bein in die Senkrechte zu strecken. Bleiben Sie einige Atemzüge lang in dieser Dehnstellung, bevor Sie das Bein wieder ablegen. Spüren Sie einen Unterschied zwischen dem gedehnten und dem noch nicht gedehnten Bein? Wiederholen Sie dann die Übung mit dem zweiten Bein.

▪ Legen Sie sich auf den Bauch. Zur Verhinderung eines Hohlkreuzes legen Sie am besten ein Kissen unter den Bauch. Beugen Sie die Beine abwechselnd im Knie-

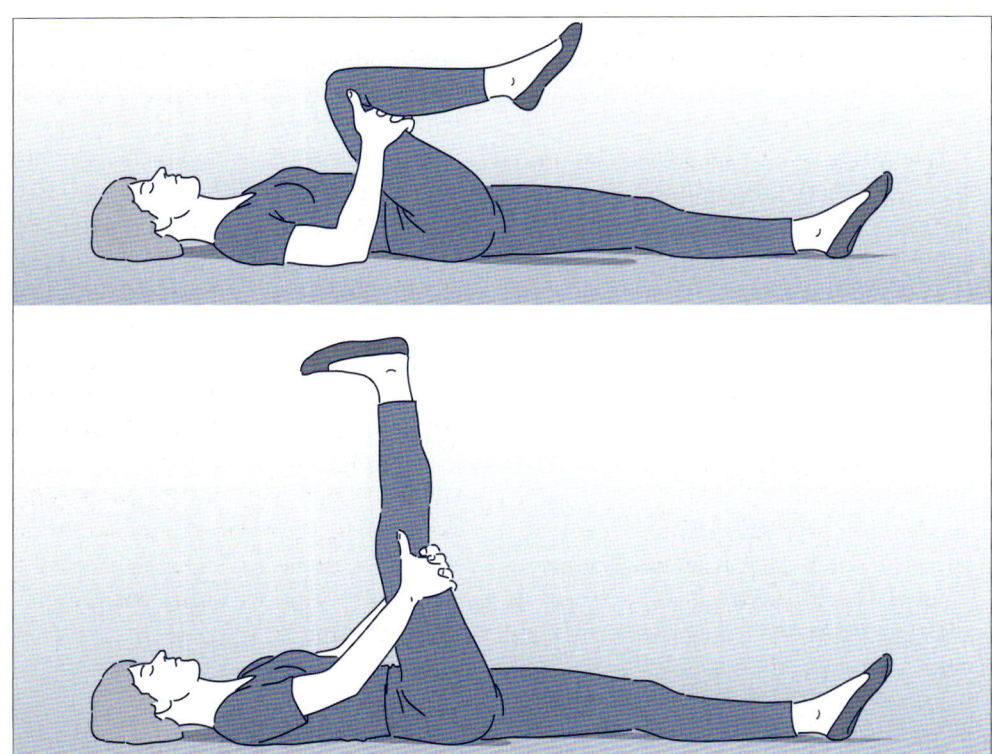

▲ Erst das Bein anziehen, dann strecken.

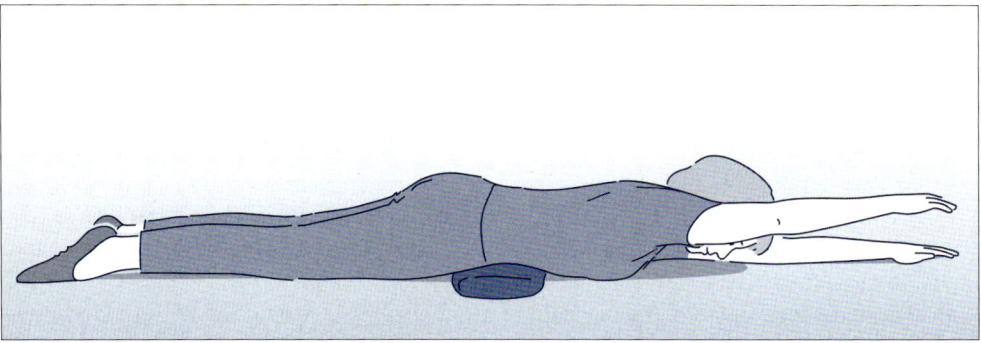

▲ Die Arme abwechselnd anheben.

gelenk und führen Sie die Ferse in Richtung des Gesäßes.

▮ Legen Sie die gestreckten Arme vor Ihrem Kopf ab und heben Sie abwechselnd einen Arm an. Achten Sie darauf, dass der Kopf mit dem Nacken eine Linie bildet.

Übungen im Sitzen

▮ Legen Sie die rechte Hand locker auf das linke Knie. Schwingen Sie nun mit dem linken Arm mehrmals vor und zurück,

schauen Sie dabei dem Arm hinterher. Wiederholen Sie die Übung mit dem anderen Arm.

▮ Neigen Sie den Kopf abwechselnd zur rechten und zur linken Schulter. Achten Sie dabei darauf, dass Ihr Rücken gerade bleibt und Ihr Schultergürtel sich nicht mitbewegt!

Übungen im Stand

▮ Stellen Sie sich aufrecht und mit leicht gegrätschten Beinen hin. Umfassen Sie nun mit beiden Händen einen Stab. Das kann ein etwas gekürzter Besenstiel oder auch ein Gehstock sein. Schwingen Sie nun diesen Stab abwechselnd rechts und links am Körper vorbei und schauen ihm dabei nach.

▮ Stellen Sie sich in einen leichten Grätschstand. Halten Sie den Stab mit beiden Händen vor Ihrem Brustkorb. Führen Sie nun eine Paddelbewegung aus, bei der Sie den Stab weit an den Seiten zurückziehen.

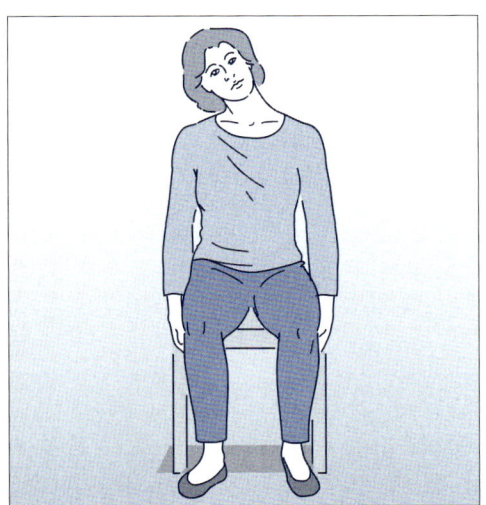

▲ Das Ohr bewegt sich in Richtung Schulter.

Übungen zur Beeinflussung des Tremors

Über die Ausprägung und Verstärkung der Symptome des Tremors im Verlauf der Parkinson-Erkrankung haben wir Sie ab Seite 66 informiert.

Die Beeinflussung des Tremors mithilfe der Bewegungstherapie ist meist nur bedingt und kurzzeitig möglich. Als günstig haben sich zum Beispiel Spannungsübungen gegen einen Widerstand erwiesen. Hierfür liefern Ihnen die folgenden Übungen wirksame Beispiele.

Übung bei Tremor in den Händen

▪ Drücken Sie Ihre Hände und Unterarme auf eine Stuhllehne oder auf eine Tischplatte.
▪ Drücken Sie die Handflächen fest gegeneinander.

Übung bei Tremor in den Beinen

▪ Drücken Sie mit dem Bein gegen ein Tisch- oder Stuhlbein.

Übungen bei Kopftremor

▪ Setzen Sie sich an einen Tisch. Setzen Sie die Ellbogen auf die Tischplatte auf und stützen Sie das Kinn mit leichtem Druck in der Hand ab. Bei einem Stuhl mit einer hohen Rückenlehne können Sie den Kopf leicht gegen diese drücken.

Übrigens

Warum wirkt Entspannung?

Eine Erklärung für die Wirksamkeit von Entspannungsübungen auf den Ruhetremor ist vielleicht darin zu sehen, dass der Tremor auch während des Schlafens zum größten Teil oder sogar gänzlich nachlässt und dass er abhängig ist vom Gemütszustand des Betroffenen. Sie kennen sicherlich Situationen, in denen sich unter gleichzeitiger zunehmender seelischer Anspannung auch Ihr Zittern verstärkt, wohingegen Sie in einer ausgeglichenen Gemütslage weniger darunter leiden.

Das Gleiche gilt im Großen und Ganzen übrigens ebenso für das Erscheinungsbild der Dyskinesien – also der unwillkürlichen Bewegungen (siehe Seite 66).

Obschon es sich bei dem typischen Parkinsontremor um einen sogenannten Ruhetremor handelt (siehe Seite 66), er also üblicherweise nur in Ruhesituationen auftritt, hat sich bei vielen Betroffenen die Anwendung von Entspannungsmethoden als wirkungsvoll erwiesen. Bewährte Methoden hierfür sind zum Beispiel das autogene Training, die progressive Muskelrelaxation nach Jacobson oder auch bestimmte Atemübungen.

 ## Praktische Bewegungstipps für den Alltag

Im Folgenden finden Sie einige Tipps, die Ihnen bei ganz alltäglichen Verrichtungen wie dem Aufstehen und Hinlegen bzw. Hinsetzen, aber auch beim Treppensteigen und Schreiben nützlich sein können. Ebenso geben wir Ihnen wirksame Anregungen zu den Themen Startstörungen und Entspannung.

Aus dem Bett und wieder hinein

▪ Die kraftsparendste und rückenschonendste Methode des Aufstehens geschieht über eine Körperseite. Also ist der erste Schritt immer das Drehen des Körpers auf die Seite. Am besten befreien Sie sich zunächst einmal von der Decke, winkeln dann Ihre Beine an und breiten die Arme waagerecht aus.

▪ Nehmen wir an, Sie wollen zur rechten Seite aufstehen: Drücken Sie sich dazu nun vom linken Fuß ab und bringen Sie die linke Hand mit Schwung nach rechts an die Bettkante, an der Sie sich abstützen. Nun liegen Sie auf der rechten Seite.

▪ Führen Sie jetzt die Füße und Unterschenkel aus dem Bett und drücken Sie sich gleichzeitig mit beiden Armen hoch zum Sitzen.

Bevor Sie jetzt ganz aufstehen, atmen Sie zunächst ein paar Mal tief durch, damit sich Ihr Kreislauf an die veränderte Position gewöhnen kann.

Der Vorgang des Hinlegens geschieht praktisch in umgekehrter Weise:

▪ Sie sitzen auf der Bettkante und stützen sich mit beiden Armen an der Seite ab, wo Ihr Kopf später liegen soll. Der eine Arm ist dabei mit der Hand, der andere mit dem Ellenbogen aufgestützt.

▪ Wichtig ist, dass Sie darauf achten, den Ellenbogen ganz an der Bettkante aufzusetzen, damit Sie später gleich die richtige Liegeposition erreichen. Wenn Sie sich jetzt auf die Schulter niederlassen, soll diese auch noch recht nah an der Bettkante zum Liegen kommen.

▪ In dem Moment, wo Sie Ihren Oberkörper hinlegen, kommen die Beine fast von alleine hoch und Sie brauchen sie nur noch etwas nachzuziehen. Rollen Sie sich dann – wenn Sie wollen – auf den Rücken und ruhen Sie gut!

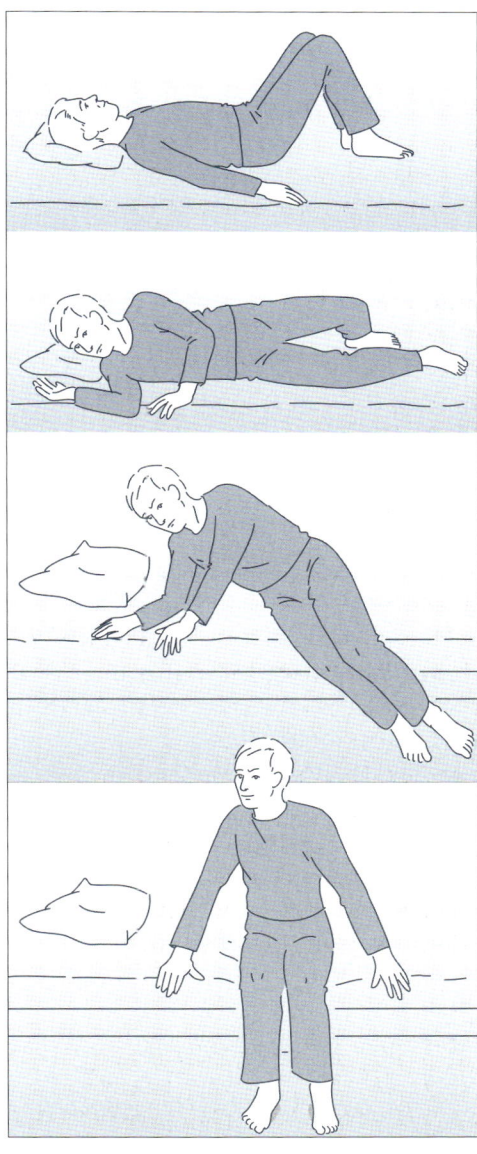

▲ Eine kraftsparende und rückenschonende Methode des Aufstehens über eine Körperseite.

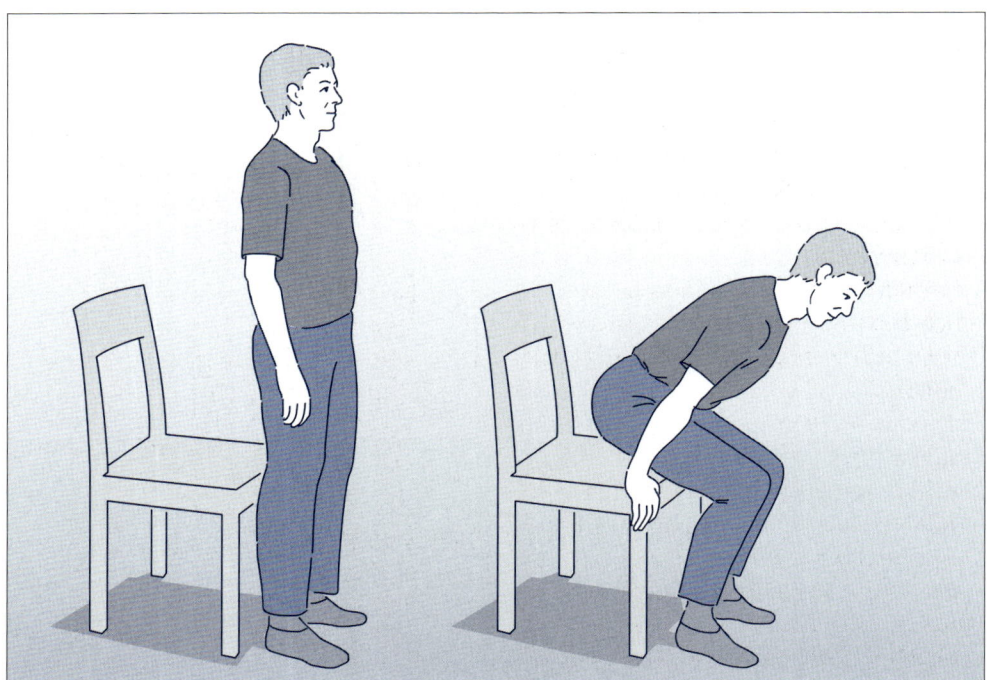

▲ Eine Technik zum sicheren Hinsetzen.

Aufstehen und Hinsetzen

Grundsätzlich ist zu bemerken, dass Sie tiefe und allzu weiche Sitzmöbel meiden sollten, da man darin förmlich versinkt und nur sehr schlecht ohne fremde Hilfe wieder herauskommt.

Beim Hinsetzen ist folgende Bewegungsabfolge zu beachten:

- Gehen Sie immer ganz dicht an die Sitzgelegenheit heran und drehen Sie sich dann mit dem Rücken dazu. Sie sollen die Kante der Sitzfläche an beiden Beinen spüren.
- Neigen Sie nun Ihren Oberkörper vor und stützen Sie sich mit den Händen an der Sitzfläche oder – wenn vorhanden – an den Armlehnen ab. Indem Sie den Oberkörper vorgeneigt lassen, können Sie sich nun langsam und sicher setzen.

Wenn Sie wieder aufstehen möchten, gehen Sie folgendermaßen vor:

- Bewegen Sie sich zunächst an die vordere Kante der Sitzfläche. Dies geschieht am besten im sogenannten „Schinkengang" – also Pobacke für Pobacke. Dazu verlagern Sie Ihr Gewicht immer abwechselnd auf eine Gesäßhälfte und schieben in dem Moment die andere ein Stückchen vor.
- Wenn Sie vorne sitzen, nehmen Sie Ihre Füße weit zurück und stellen Sie sie etwas breitbeinig oder in Schrittstellung auf.
- Nun nehmen Sie ein wenig Schwung und kommen mit Ihrem Oberkörper weit nach

vorne. Sie werden merken, wie sich Ihr Gesäß von der Sitzfläche abhebt. Wichtig ist, dass Sie sich nicht zu früh aufrichten, sondern erst einen sicheren Stand finden, bevor Sie den Oberkörper in die Senkrechte führen. Sonst kann es passieren, dass Sie wieder Übergewicht nach hinten bekommen.

▌ Sie können sich beim Aufstehen zusätzlich auch noch an der Sitzfläche oder – wenn vorhanden – an den Armlehnen abstützen.

Treppensteigen

▌ Achten Sie darauf, immer den ganzen Fuß auf die Stufe aufzusetzen. Beim Hinabgehen führen Sie den Fuß weit genug vor, um nicht mit der Ferse an der Treppenstufe hängen zu bleiben. Sowohl beim Hoch- als auch beim Hinabsteigen geht die Hand am Geländer stets ein Stück voraus!

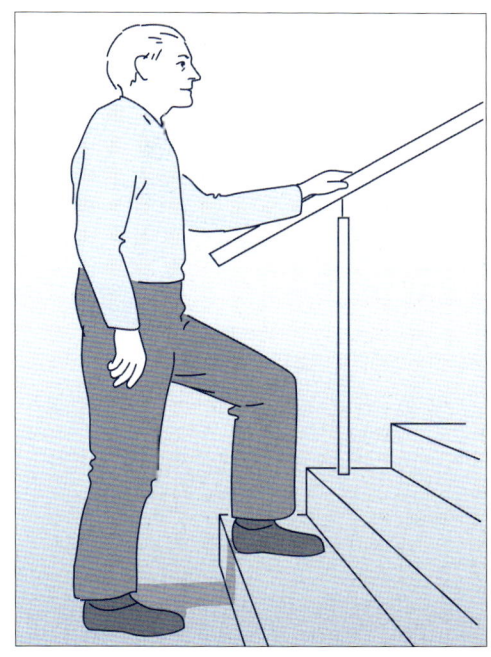

▲ Beim Treppensteigen den ganzen Fuß aufsetzen.

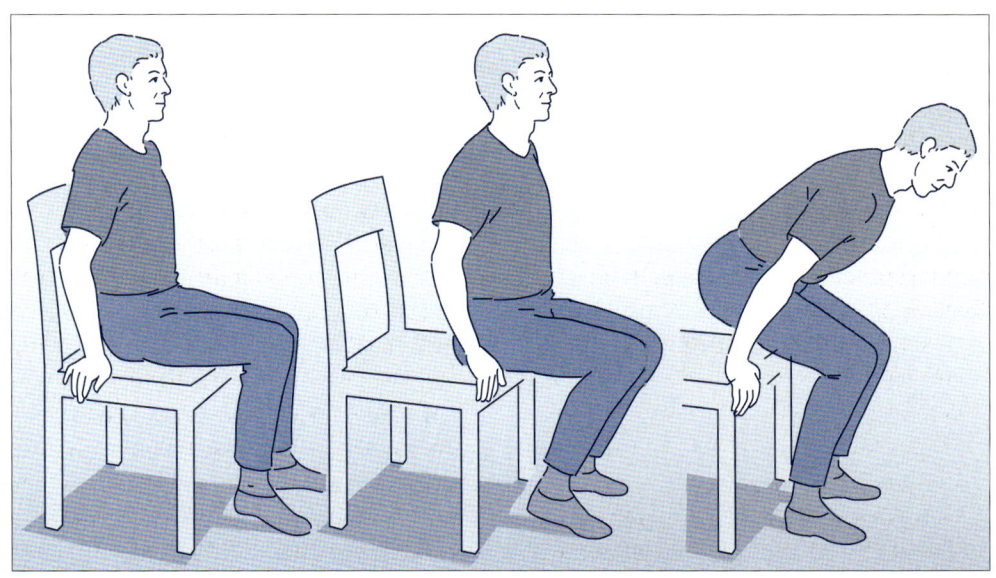

▲ So stehen Sie sicher vom Stuhl auf.

Überwindung von Startstörungen

Bei vielen Parkinson-Patienten kommt es gelegentlich zu Startstörungen, die Betroffenen fühlen sich für einen kurzen Moment wie eingefroren. Zunächst ist es wichtig, in solchen Momenten des Freezing (englisch freeze = einfrieren) nicht in Panik zu geraten bzw. sich nicht unter Druck zu setzen. Versuchen Sie vielmehr, sich zu entspannen. Einige ruhige und tiefe Atemzüge können Ihnen dabei bereits helfen. Sorgen Sie auch dafür, dass Ihr Gewicht auf der ganzen Fußsohle ruht und nicht nur vorne auf den Zehen. Dann können Sie folgende Möglich-

---

SELBSTHILFE

Hilfsmittel gegen Freezing

Sollten Startstörungen bei Ihnen häufiger vorkommen, sollten Sie immer ein Hilfsmittel parat haben. Optische, taktile oder akustische Reize können die Bewegungshemmung aufheben.

Im Fachhandel sind spezielle „Freezing-Stöcke" erhältlich, bei denen auf Zug in etwa fünf bis zehn Zentimeter Höhe ein kleiner Querbalken ausklappt oder auf Knopfdruck ein Laserstrich auf dem Boden erscheint (bei heller Beleuchtung leider schlecht oder gar nicht zu sehen!).

Es gibt aber auch andere Hilfsmittel, die Sie zur Überwindung von Freezing-Situationen verwenden können. Dies können zum Beispiel sein:

- ein Spazierstock oder Stockschirm, den Sie gegebenenfalls umdrehen und über den Griff steigen;
- ein Zollstock, den Sie entsprechend ausklappen können, um darüber zu steigen;
- eine Tasche, die Sie vor sich stellen, um über sie hinweg zu steigen;
- ein Laserpointer, mit dem Sie Lichtpunkte setzen, auf die Sie zu treten versuchen;
- ein Metronom, das Ihnen einen Takt vorgibt;
- ein Walkman mit geeigneter Musik (am besten wirkt Musik im Vierviertel-Takt – also zum Beispiel Wanderlieder oder Marschmusik).

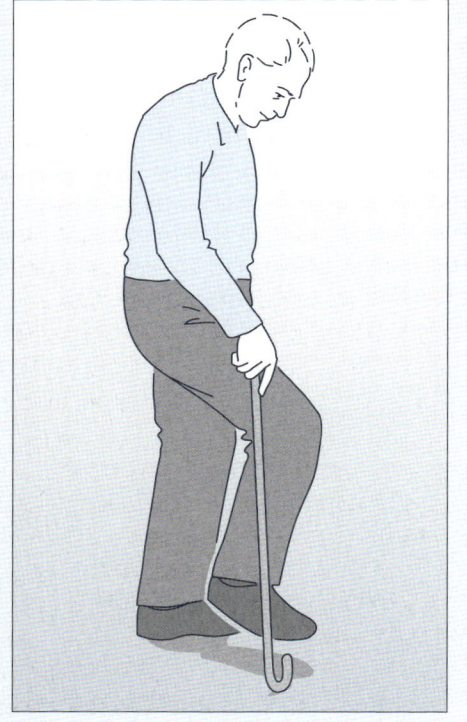

Das sind nur einige von vielen Möglichkeiten. Probieren Sie einfach die verschiedenen Hilfsmittel aus. Sie merken selbst am besten, was Ihnen schnell und effektiv weiterhilft. Vielleicht finden Sie ja auch gemeinsam mit Ihrem Bewegungstherapeuten noch andere neue Tricks.

keiten ausprobieren, um wieder ins Gehen zu kommen:

- Verlagern Sie Ihr Gewicht von einem auf das andere Bein, simulieren Sie also eine Art Schwanken wie auf einem Schiff. Das entlastete Bein führen Sie dann zum Schritt nach vorne.
- Versuchen Sie, zunächst einen Schritt zur Seite bzw. nach hinten zu machen.
- Klopfen Sie sich auf den Oberschenkel.
- Halten Sie eine Hand vor sich und versuchen Sie, diese mit dem Knie zu erreichen.
- Geben Sie sich laut Kommandos – zum Beispiel „1 – 2 – 1 – 2 …" oder „Hoch das Knie!" oder „rechts – links – rechts – links" … usw.

Schreiben

Um ein regelmäßiges Schriftbild aufs Papier zu bringen, muss ein komplizierter und uns zunächst nicht bewusster Bewegungsablauf vom Schultergelenk bis hin zu den Fingerspitzen erfolgen. Bevor Sie mit dem Schreiben oder den Schreibübungen beginnen, sollten Sie deshalb zunächst Ihre Schulter- und Armmuskulatur lockern. Dazu eignen sich beispielsweise Schwungübungen, wie sie auf den Seiten 101 und 102 beschrieben werden. Außerdem empfehlen wir Übungen zur Lockerung des Schultergürtels, wie Sie sie zum Beispiel auf den Seiten 91 und 92 finden, sowie Dehnübungen.

Wenn Sie nun zu Papier und Stift greifen, sorgen Sie dafür, dass Sie viel Platz am Tisch haben, um den Schreibfluss nicht unnötig von außen zu blockieren. Nehmen Sie eine gute Sitzposition ein (siehe Seite 93), um zusätzliche Verspannungen im Rücken zu vermeiden. Die Unterarme sollten bequem auf dem Tisch aufliegen. Lange Ärmel lassen den Arm leicht über die Unterlage gleiten, sofern keine Tischdecke aufliegt. Der Ellbogen des Schreibarmes sollte nicht von der Tischkante herunterrutschen. Versuchen Sie sich vorzustellen, dass der Ellbogen wie an einem imaginären Faden zur Seite gezogen wird.

Legen Sie das Blatt am besten leicht schräg vor sich hin, das entlastet die Schulter und erleichtert den Schreibfluss. Mit einer Griffverdickung (siehe Hilfsmittel Seite 129) können Sie den Stift entspannt halten. Benutzen Sie Stifte mit weichen Minen, um den Widerstand beim Schreiben gering zu halten. Treten Verspannungen oder Verkrampfungen auf, so legen Sie eine Pause ein und führen wieder einige Lockerungs- und Dehnübungen durch. Es empfiehlt sich, immer auf liniertem Papier zu schreiben (oder sich ein Linienblatt unterzulegen) und zwischen den geschriebenen Zeilen eine Reihe frei zu lassen.

Um den Schreibfluss zu trainieren, können Sie beispielsweise große Kreise, große 8-en und große Schlangenlinien auf ein DIN-A3-Blatt malen. Bewegen Sie sich dabei bewusst aus der Schulter heraus.

Durch Entspannung die Symptome bessern

Viele der bekannten Entspannungsverfahren werden von Parkinson-Betroffenen angewandt und als sehr positiv erlebt. Das gilt besonders dann, wenn die Krankheit sich in einem fortgeschrittenen Stadium befindet und die psychische Belastung – und damit auch die Anspannung – zunimmt.

Es gibt kein Entspannungsverfahren, das sich besonders gut bei Parkinson-Patienten eignet, sondern die Einstellung und Erfahrung des Einzelnen entscheidet über die gute Wirkung.

Lassen Sie sich von Ihren behandelnden Ärzten mehrere Entspannungsverfahren vorstellen und probieren Sie aus, was Ihnen persönlich am besten tut. Der Aufwand, unterschiedliche Entspannungsverfahren zu testen, lohnt sich, denn die positiven Effekte auf den eigenen Organismus sind überaus weitreichend.

Wenn Sie Entspannungsübungen gezielt in konkreten Stresssituationen einsetzen, können Sie damit verhindern, dass sich Anspannung, Aufregung, Symptomverstärkung, Wut und Angst gegenseitig aufschaukeln.

Gezielte Entspannung kann dem Patienten also Möglichkeiten vermitteln, seine erhöhte Stressanfälligkeit zu reduzieren, das heißt, weniger störanfällig zu sein. Ein langfristiges Ziel von Entspannung kann bei einem Parkinson-Patienten sein, erlern-te Entspannungstechniken im Alltag, aber auch in immer wieder auftretenden Stresssituationen einzusetzen, das heißt, bewusst und schnell das allgemeine Erregungsniveau zu senken. Dadurch wird es möglich, wenn Stress aufkommt, in besserer körperlicher Verfassung zu sein und sich im günstigeren Maße psychisch beziehungsweise gedanklich dem anstehenden Problem zu stellen oder es verarbeiten zu können.

SELBSTHILFE

So wirkt Entspannung

- Die tägliche Ruhigstellung des Körpers reguliert optimal alle Funktionen.
- Während der Entspannung des Körpers erleben Sie täglich Ruhe und Abstand zu den störenden oder quälenden Symptomen.
- Mithilfe von gedanklichen Übungen könne Sie sich gleichzeitig mit positiven, konstruktiven Erlebnissen auseinandersetzen oder sich vorstellen, die Wirkung der Medikamente positiv zu unterstützen.

Wichtige Entscheidungen zur Alltagsregelung

Kann ich meinen Beruf noch weiter ausüben? Muss ich womöglich das Autofahren aufgeben? In wichtigen Alltagsfragen stehen jetzt Entscheidungen an, die Sie bewusst in ihrer Notwendigkeit erkennen, akzeptieren und umsetzen sollten. Scheuen Sie diese Entscheidungen nicht – selbstständiges, verantwortungsbewusstes Handeln stärkt Ihr Selbstwertgefühl. Auch im Zusammenleben mit Ihrem Partner werden einige Fragen auf Sie zukommen, die Sie gemeinsam versuchen sollten zu lösen.

 ## Bleiben Sie entscheidungsfähig

Betroffene, die sich zu keiner Entscheidung durchringen können, weil sie keine Gelegenheit und Unterstützung zum ruhigen Entwickeln und Vergleichen von Alternativen haben, geraten leicht in die Defensive: Andere entscheiden über ihren Kopf hinweg, ohne auf ihre Wünsche und Gefühle einzugehen. Die bereits beschriebenen Einschränkungen in Mimik und Gestik (siehe Seite 89) verstärken den Eindruck von Desinteresse und Überforderungen für die Angehörigen. Des Weiteren hemmen Sprechprobleme die Betroffenen, ihre Interessen zu vertreten, und die allgemeine Verlangsamung macht es ihnen oft schwer, in einer wichtigen Situation einzugreifen und richtig zu entscheiden.

Die Gefahr, durch Übergangenwerden und An-den-Rand-gestellt-Werden doch in Passivität zu geraten und sich als entmündigt und letztlich sogar überflüssig zu empfinden, ist bei Parkinson-Patienten erfahrungsgemäß groß.

Berufstätigkeit und Rentenfragen

Eine ganz wichtige Entscheidung, die Sie möglichst selbst treffen sollten, ist die Fragen zur Berufstätigkeit.

Für jemanden, der schon sehr lange gearbeitet hat, und mit gut 60 Jahren sowieso kurz vor der Rente steht, wird die Entscheidung für eine vorzeitige Berentung nicht sehr problematisch sein: Finanzielle Einbußen halten sich im Rahmen; wer in seiner beruflichen Tätigkeit lediglich Routinearbeiten erledigt hat, wird auch leicht „loslassen können". Am unangenehmsten ist der Gedanke an den Verlust der Kontakte zu den Arbeitskollegen und die Frage: Werde ich mich zu Hause überflüssig fühlen?

Es ist wichtig, nicht nur über den Zeitpunkt der Beendigung der Berufstätigkeit gründlich nachzudenken. Auf die Planung Ihrer Freizeit nach Ende der Berufstätigkeit sollten Sie genauso viel Zeit und Energie verwenden, damit Sie dann in diesem neuen

Lebensabschnitt zielgerichtet und zufrieden sein können.

Andere Berufstätige haben das Gefühl, noch ganz wichtige berufliche Aufgaben vor sich zu haben, fühlen sich unersetzlich und denken, den Betrieb jetzt nicht im Stich lassen zu können. In diesen Fällen ist es wichtig, zumindest eine möglichst konkrete Zeitachse festzulegen: Was will ich noch bearbeiten? Wie lange wird die Aufgabe mich beanspruchen? Wann soll ich einen Nachfolger (aussuchen und) einarbeiten? Kann er gegebenenfalls die anstehenden Aufgaben übernehmen und in meinem Sinne zu Ende führen?

Für einige Betroffene bedeutet ein vorzeitiges Ende der Berufstätigkeit eine Schreckensvision: Sie sind noch relativ jung und haben oft noch kleine Kinder oder die Kinder befinden sich noch in der Ausbildung – sind also von den Eltern momentan noch finanziell abhängig. Da sie sehen, dass die mögliche Rente nicht ausreichen wird, haben sie Angst, ihre Familie nicht mehr versorgen zu können. Sie wollen in jedem Fall

Übrigens

Planen ohne Druck

Unserer Erfahrung nach geraten Parkinson-Betroffene häufig unter Druck, wenn das Ende der Berufstätigkeit auf einen ganz bestimmten Zeitpunkt – zum Beispiel nach drei Jahren – festgelegt wird. Die Erkrankung ist in ihrem Verlauf sehr wenig kalkulierbar und vielfältig beeinflussbar – das erfordert eine vorausschauende und dennoch flexible Planung.

Übrigens

Hier finden Sie Rat

Ihre Ansprüche und die individuelle Höhe Ihrer zu erwartenden Rente lassen Sie am besten bei Ihrem Rentenversicherungsträger prüfen. Auskünfte dazu geben Krankenkassen und Gemeindeverwaltungen sowie die Beratungsstellen der Rentenversicherungsträger. Mit den vergangenen Rentenreformen hat sich einiges im Rentenrecht geändert. Genaueres erfahren Sie ebenfalls bei den genannten Beratungsstellen.

weiterarbeiten – so lange sie dürfen – und negieren dabei die Tatsache, dass es vielleicht doch nicht mehr so lange gehen wird, ohne dass sie dabei gesundheitlichen Schaden nehmen würden. Darum brauchen sie eine gute individuelle Beratung, um eine zusätzliche gesundheitliche Gefährdung und damit verbunden ein schnelleres Voranschreiten ihrer eigentlichen Erkrankung abzuwenden.

Diese Beratung sollte sich einerseits auf die realen Stressbelastungen und ihre Auswirkungen, aber auch auf die Möglichkeiten der Stressreduktion durch Teilzeitarbeit, Flexibilisierung der Arbeitszeit, Delegation von Aufgaben auf andere oder die Versetzung in Bereiche mit zeitunabhängiger Arbeitsleistung beziehen.

Gleichzeitig sollte jeder Parkinson-Betroffene sich schon frühzeitig um seine Rentenansprüche kümmern. Eine Altersrente für Schwerbehinderte und Berufs- oder Erwerbsunfähige steht Ihnen mit dem erreichten Alter von 60 Jahren bei einem Grad der Behinderung (GdB) über 50 und erfüllter Wartezeit (35 Jahre) zu. Andernfalls geht es um den Anspruch auf eine Erwerbsminderungsrente.

Die Fahrtüchtigkeit überdenken

Die Frage der Fahrtüchtigkeit wird aus medikamentösem Anlass immer wieder diskutiert. Daneben ist aber auch die Gefahr, die durch die Verlangsamung der Bewegungen und Entscheidungen bei jedem Parkinson-Betroffenen ausgelöst wird, nicht zu unterschätzen. Das Thema Fahrtüchtigkeit ist schwer sachlich zu beleuchten, weil jeder weiß, was für einen hohen Stellenwert die Mobilität mithilfe des Autos für unser Selbstbewusstsein und unsere Alltagskompetenz hat.

In alltäglichen Fahrsituationen fallen Parkinson-Betroffene auch nicht negativ auf – im Gegenteil: Sie sind weniger an Unfällen beteiligt, weil sie langsamer, vorsichtiger und vor allem seltener als andere fahren. Viele benutzen das Auto nur noch auf kurzen und bekannten Strecken, vermeiden Nachtfahrten usw. Aber gerade das wenige Fahren erhöht das Risiko und bezogen auf die gefahrenen Kilometer sind Parkinson-Betroffene doch an einer großen Zahl von Unfällen beteiligt.

Viele unserer Patienten berichten zudem von Situationen, die beinahe zu Unfällen geführt hätten. Zu bedenken gilt auch, dass die Beweglichkeitsschwankungen unvorhersehbar und heftig zu einer Off-Phase während des Fahrens führen können – was das für Folgen haben kann, brauchen wir nicht näher zu erläutern.

Aufmerksamkeit und Wachheit schwanken stark. Am bedenklichsten ist die Tatsache, dass die Denkprozesse deutlich beeinflusst sein können, was im Alltagsleben, auch im Beruf, überhaupt nicht auffällt. Die Wahrnehmung verschiedener Reize, die Verarbeitung mehrerer Reize gleichzeitig und die schnelle Lösungsfindung sind langsam oder fehlerhaft. Das kann im Falle einer Gefahrensituation, wie sie bei der heutigen Verkehrsdichte und der Fahrgeschwindigkeit schnell auftreten kann, zu einer unangemessenen Reaktion führen.

Wenn Sie nicht ganz auf das Autofahren verzichten möchten – wofür wir durchaus Verständnis haben –, sollten Sie darüber nachdenken, ob Sie Ihre kognitive Leistungsfähigkeit und Ihr Reaktionsvermögen messen lassen. Alle Experten raten Ihnen zu solch einer Überprüfung, die Ihnen im positiven Fall das Sicherheitsgefühl stärken und Ihre Position bei einer Kontrolle verbessern kann. Einige Fachkliniken führen solche Untersuchungen durch. Der TÜV bietet bundesweit eine Prüfung und Beratung von älteren und durch Krankheit beeinträchtigten Bürgern an. Infrage käme auch eine praktische Überprüfung Ihres Fahrverhaltens durch einen Fahrlehrer.

Sozialrecht: der Schwerbehindertenausweis

Der Schwerbehindertenausweis sollte jetzt beantragt werden. Für Arbeitnehmer gibt es eventuell Vorteile im Arbeitsverhältnis, zum Beispiel der gesetzlich geregelte Kündigungsschutz und der Zusatzurlaub für Schwerbehinderte. Weitere Vorteile können sich aus der Beschäftigungspflicht für

Arbeitgeber und aus der Möglichkeit der Unterstützung mit technischen Arbeitshilfen oder der Befreiung von der Schichtarbeit ergeben.

Bei der Einkommenssteuererklärung können steuerliche Vorteile ab Anerkennung der Schwerbehinderteneigenschaft nach Grad der Behinderung bzw. Merkzeichen in Form eines Pauschalbetrags oder als tatsächliche Aufwendungen infolge der Behinderung geltend gemacht werden:

- als Pauschalbetrag wegen Krankheit und Kur,
- als Abzugsbeitrag bei Beschäftigung einer Haushaltshilfe,
- bei Heimunterbringung,
- wegen häuslicher Pflege,
- für Kfz-Benutzung zwischen Wohn- und Arbeitsstelle,

- für Kfz-Benutzung wegen Behinderung.

Es kann je nach vorgegebenen Merkzeichen Kraftfahrzeugsteuerermäßigungen oder -befreiungen geben, Parkerleichterungen oder Freifahrt im öffentlichen Personennahverkehr (oder unentgeltliche Beförderung einer Begleitperson). Der Schwerbehindertenausweis wird formlos oder auf einem Antragsformular bei den Versorgungsämtern beantragt. Je nach Beeinträchtigung wird der Grad der Behinderung von Amts- bzw. Vertrauensärzten des medizinischen Dienstes vergeben. Es gibt außerdem verschiedene Merkzeichen, die für die Inanspruchnahme von Vergünstigungen maßgeblich sind, beispielsweise B: ständige Begleitung notwendig; G: erheblich gehbehindert; aG: außergewöhnlich gehbehindert; H: hilflos; RF: Rundfunkgebührenbefreiung.

Veränderungen im Zusammenleben

Bisher haben wir uns die Gefühle, Gedanken und Handlungsweisen des gesunden Partners nur aus dem Blickwinkel des Betroffenen angesehen. Zunächst lässt sich auch kein großer Unterschied zwischen beiden Partnern feststellen: Die Unruhe und Unsicherheit vor der Diagnose ist auch beim Gesunden vorhanden, bemerkt er doch oft als Erster und am deutlichsten die ersten Anzeichen für die Veränderungen seines Partners. Der Diagnoseschock stellt dann die gemeinsame Zukunft infrage:

- Wird jetzt alles anders als wir planten?
- Was für Probleme und Aufgaben kommen auf mich als Partner eines Parkinson-Kranken zu?

Die Planung und Ausgestaltung des Alltags nach der Ersteinstellung der Medikamente sollte möglichst nicht in den Händen des Gesunden liegen. Der Parkinson-Betroffene kann und muss kompetent wie bisher seine eigenen Entscheidungen treffen können.

Das hilft im Alltag

Ziehen Sie als Partner eines Parkinson-Kranken aus Phasen von Rückzug, Passivität und Depression des Kranken nicht den voreiligen Schluss, dass von jetzt an Sie alles für ihn (oder sie) übernehmen müssen.

Und auch in der Phase, in der langsam die ersten sichtbaren Zeichen der Krankheit auftauchen, sollten die gemeinsamen Belange beider Partner auch weiterhin gemeinsam besprochen und entschieden werden.

Helfen Sie dem Parkinson-Kranken aus Unsicherheit, Angst, Zweifeln an seinem Selbstwertgefühl und dadurch drohender Selbstaufgabe heraus – das ist es, was ein erkrankter Partner sich in dieser Situation von Ihnen wünscht!

Wir wissen, dass genau das im Alltagskontakt oft nur sehr schwer zu realisieren ist. Wie in dem Bericht einer Ehefrau eines Parkinson-Kranken geht es daher sicherlich vielen gesunden Partnern, die eben auch erst lernen müssen, mit dieser Erkrankung so normal wie möglich umzugehen:

„Mein erkrankter Partner ist oft schon so verlangsamt und manchmal auch unverständlich. Da sage ich ohne nachzudenken schnell schon mal: Gib mir das Messer, ich schneide dir das Fleisch mal eben! Oder ich nehme ihm den Hausschlüssel aus der Hand und schließe die Tür selbst ab. Oder ich übernehme bei Anrufen einfach den Telefonhörer und wir Gesunden treffen dann die Verabredung."

Auf diese Weise aber wird immer wieder das Selbstwertgefühl der Patienten demontiert – auch wenn es der Gesunde dabei eigentlich gut meint!

Machen Sie als gesunder Partner immer wieder Vorschläge gegen die Isolation und Vereinsamung Ihres Partners. Selbst wenn Betroffene um die negativen Auswirkungen ihres sozialen Rückzugs wissen, sind die Blockaden von Sozialaktivitäten meist

schon sehr ausgeprägt und daher finden sie auch nicht alleine den Weg heraus aus dieser selbst gewählten Isolation.

Wie wir schon in dem Kapitel über Depressionen beobachtet haben (siehe ab Seite 77), leiden viele Parkinson-Betroffene infolge ihrer kommunikativen, motorischen und auch kognitiven Defizite unter einer negativen Selbstwahrnehmung. Dazu kommen eine starke Angst vor negativer Beurteilung, Ablehnung und Mitleid durch die Umwelt.

Das hilft im Alltag

Am besten ist es, wenn verwandtschaftliche Kontakte und freundschaftliche Beziehungen auch nach der Diagnosestellung „Parkinson" ohne jede Unterbrechung fortlaufen. So können Partner, Verwandte und auch Freunde und Arbeitskollegen mit dem Betroffenen gemeinsam in seine Erkrankung „hineinwachsen" und dadurch lernen, besser mit ihr umzugehen.

Probleme im Sexualleben
Über lange Zeit sind Beeinträchtigungen des Sexuallebens und der dadurch entstehende Leidensdruck selten beachtet und benannt worden. Dabei ist allgemein anerkannt, dass der sexuelle Bereich im Leben wichtig ist – für das Selbstwertgefühl wie auch die Zufriedenheit.

Wie wir bereits im ersten Teil dieses Buches besprochen haben (siehe ab Seite 46), wissen wir heute noch immer nicht genau, wie die verschiedenen Parkinson-Medikamente in die Steuerungsmechanismen unserer Sexualität eingreifen, also wo zum Beispiel

Übrigens

Wichtig: Aktivitäten jeder Art zur Erhaltung von Beweglichkeit und psychischer Stabilität

Das ganz normale Leben eines Parkinson-Kranken kann und sollte so lange fortgeführt werden, bis durch deutliche Schwankungen in der Befindlichkeit und Wirkfluktuationen die Krankheit sichtbar und damit „öffentlich" wird – und auch darüber hinaus.

Wenn Symptome auffallen und direkte oder indirekte Fragen (z. B. durch neugierige Blicke) gestellt werden, muss jeder Erkrankte seine Umwelt informieren, um Missverständnissen und eigenen Ausweichtendenzen vorzubeugen – das geschieht durchaus im eigenen Interesse.

Häufig nehmen Parkinson-Patienten dazu fachkompetente Hilfe in Anspruch.

Da die Grenzen der medizinischen Therapien sichtbar werden, treten jetzt eine Übernahme von Selbstverantwortung, ein hohes Maß von Eigenaktivität und therapeutische Stützung in den Vordergrund. Statt Resignation und Depression muss die Möglichkeit der positiven Selbstbeeinflussung auf der Basis neuer und der fortschreitenden Erkrankung angepasster Lebensziele und Lebensstile eingesetzt werden.

Erregungshemmungen ausgelöst werden oder ab wann und wo zum Beispiel Ejakulation und Erektion beeinflusst werden. Aber auch von Libidosteigerungen wird berichtet, deren Ursache bestimmte Medikamente sind, die zur Behandlung der Parkinson-Krankheit herangezogen werden.

Daneben ist aber gerade die Sexualität des Menschen ein Lebensbereich, der durch Unsicherheit, Ängste, Verzweiflung, Depression, Stresserleben, Misserfolgserwartung und viele Faktoren mehr bei jedem Einzelnen von uns deutlich störbar ist, wenn auch in unterschiedlich starker Ausprägung.

▌ Wie soll man das voneinander trennen?
▌ Worauf soll man achten?
▌ Was ist durch vertrauensvolle Gespräche in großer Offenheit der (Sexual-)Partner zu bewirken?

Wir wissen es (noch) nicht, das Ausmaß und die möglichen Ursachen werden zurzeit verstärkt untersucht. Prof. Beier und seine Mitarbeiter von der Berliner Charité fanden 2000 in einer groß angelegten Studie heraus, dass sexuelle Funktionsstörungen sowohl bei erkrankten Frauen und Männern als auch bei ihren gesunden Lebenspartnern auftreten. Bei den Erkrankten sind Frauen mit 51 Prozent häufiger von Orgasmusstörungen betroffen als Männer (40 Prozent). Rund 40 Prozent der Männer klagen über Erektionsprobleme, etwa die Hälfte der Frauen leiden an einer sexuellen Erregungsstörung. Demgegenüber haben über die Hälfte der gesunden Lebenspartner (56 Prozent) Orgasmusstörungen, die gesunden Partnerinnen dagegen leiden in erster Linie unter Libidostörungen (fehlendes sexuelles Verlangen, 73 Prozent) und Erregungsstörungen (61 Prozent).

Die Ergebnisse dieser Untersuchung bestätigen, dass Störungen der Libido zu einem Teil psychisch bedingt sind. Aus diesem Grund können wir Ihnen zur Verringerung des Leidensdrucks (und die Angst, ersetzt oder ganz verlassen zu werden, kommt bei vielen Betroffenen noch deutlich hinzu) bislang nur zu offenen Partnergesprächen und einer Fachberatung raten.

Die Hemmnisse, die aus der hohen Unsicherheit, dem geringen Selbstwertgefühl, der Blockierung durch Depression und Lebensangst entstehen, können – mit und ohne fachprofessionelle Unterstützung – wirksam bearbeitet und häufig gelöst werden. Voraussetzung für eine dauerhafte Beseitigung derartiger Probleme ist allerdings, dass sowohl der Kranke selbst als auch der betroffene Partner offen mit diesem Thema umgehen und die entgegengebrachte Hilfe auch wirklich annehmen wollen.

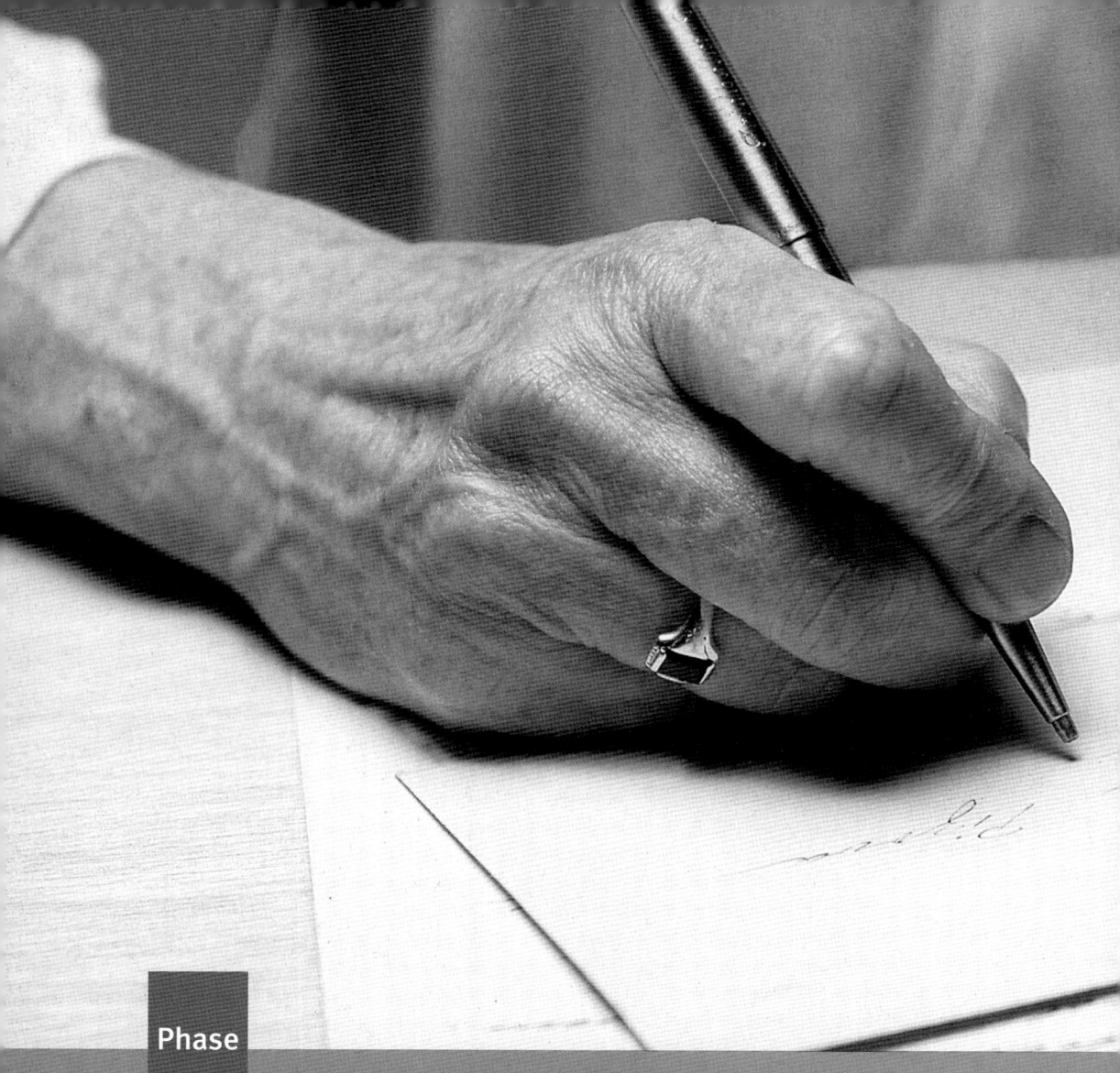

Ausgeprägte Beeinträchtigungen machen mehr Hilfe erforderlich

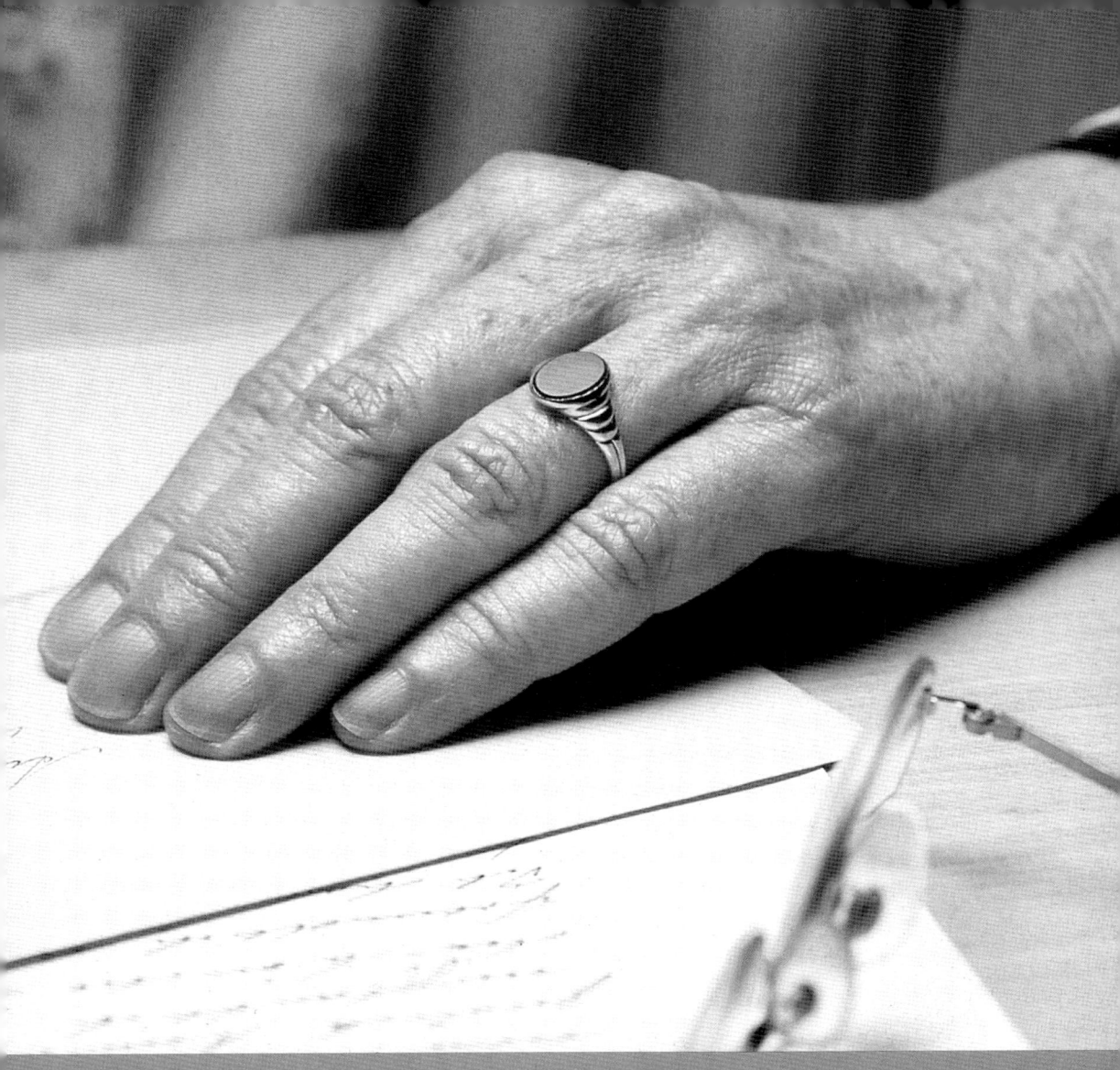

Dieser Teil unseres Ratgebers befasst sich mit der dritten Phase der Erkrankung, die durch ausgeprägte Beeinträchtigungen charakterisiert sein kann. Medikamentöse Strategien, aber auch Behandlungsmöglichkeiten in den Bereichen Logopädie, Bewegungstherapie und Psychologie werden vorgestellt. Lernen Sie wirksame Übungen kennen, die Sie zu Hause allein oder mit Ihrem Partner ausführen können. Informieren Sie sich über Hilfsmittel zur Erleichterung Ihres Alltags.

Veränderungen der Krankheit und ihre Behandlung

Es ist von Patient zu Patient sehr verschieden, ab wann – und ob überhaupt – die Erkrankung einen ausgeprägten Verlauf nimmt. Niemand denkt gern darüber nach, ob er einmal stärker hilfsbedürftig werden könnte. Dennoch ist wichtig zu wissen, wie sich ein Fortschreiten der Parkinson-Erkrankung äußern kann und wie es zu den Veränderungen kommt. Wir skizzieren die Möglichkeiten medikamentöser Behandlungen, geben Ihnen einen Überblick über verschiedene Hilfsmöglichkeiten und beantworten Fragen zur Behandlung mit einem Hirnschrittmacher. Schließlich stellen wir Ihnen neue Ergebnisse der Grundlagenforschung vor.

 ## Medizinische Probleme späterer Krankheitsstadien

Wirkungsschwankungen mit stärkeren Bewegungswechseln und Überbewegungen können die Krankheit bei längerem Bestehen kennzeichnen. Die Zeiten guter Beweglichkeit werden kürzer. Jünger erkrankte Patienten haben möglicherweise nun eine kombinierte Medikation, die durch Erreichen der Höchstdosierungen oder aufgrund von Nebenwirkungen nicht weiter ausbaufähig ist. Psychische Belastungen werden stärker empfunden. Ältere Patienten reagieren unter Umständen empfindlicher auf die Medikamente. Die Behandlung mit Parkinson-Medikamenten kann damit ihre Grenzen erreicht haben. Lesen Sie, wie Sie auf die veränderte Situation reagieren können und wie Sie am besten damit umgehen.

Wenn mit Medikamenten nicht mehr zufriedenstellend geholfen werden kann, stellt sich die Frage nach operativen Maßnahmen. Dies wird aber nur eine kleinere Gruppe von Patienten betreffen. Die Möglichkeiten des Einsatzes von Hirnschrittmachern werden ab Seite 147 beschrieben.

Das hilft im Alltag

Störungen wie Halluzinationen und Verwirrtheit können die Lebensqualität im Verlauf der Parkinson-Krankheit erheblich beeinträchtigen. Es ist wichtig, dass sowohl Sie als Patient als auch Ihre Angehörigen die ersten Anzeichen solcher Störungen erkennen, um sie durch geeignete Maßnahmen schnell und gezielt zu bessern. Auch Depressionen können in späteren Krankheitsstadien wieder häufiger auftreten. Durch geeignete Medikamente (siehe Seite 46) und situationsangepasstes Verhalten sind sie wirksam zu beeinflussen.

Halluzinationen und Verwirrtheit
Häufig auf die Parkinson-Medikamente zurückführbar sind lebhafte Träume und Fehl-

wahrnehmungen, sogenannte Halluzinationen. Besonders ältere Patienten reagieren empfindlicher auf die Medikamente. Aber auch bei jüngeren Patienten sind durch oft notwendige höhere Dosierungen der Medikamente diese Komplikationen möglich.

Wer das nicht weiß, ist als Betroffener oder als Angehöriger unvorbereitet und völlig geschockt bei einem ersten Auftreten. Folgende Fragen sind dann ganz typisch:

▪ Werde ich jetzt verrückt?
▪ Reagiert mein Gehirn völlig falsch?

Es entsteht eine große Angst um die eigene Zurechnungsfähigkeit, die beim Betroffenen mit Scham und Verschweigen einhergeht. Der Partner stellt in der Regel ein paar Fragen, aber das Infragestellen der geistigen Zurechnungsfähigkeit ist so ein belastendes Thema, dass der Angehörige auch oft lange schweigt – aber genau dieses Verhalten ist falsch!

Ein Psychologe kann in dieser Phase ein wichtiger Ansprechpartner für den Patienten und seine Angehörigen sein. Beginnende Halluzinationen müssen sofort behandelt werden. Sie entstehen langsam und bahnen sich nachts an. Typische Anzeichen dafür sind:

▪ lebhafte und sehr farbige Träume, unruhiger Schlaf mit lautem Sprechen bis hin zu Albträumen, die Träume können schließlich nicht mehr von der Realität getrennt werden;
▪ Reden mit oder Greifen nach Personen und Gegenständen, die gar nicht vorhanden sind;
▪ Beschreibung von nicht vorhandenen Menschen und Tieren im Raum, Hören von Geräuschen oder Stimmen.

Halluzinationen werden unbehandelt immer stärker, in der Regel auch immer bedrohlicher und lösen große Ängste aus. Deshalb muss bei einem Verdacht auf Halluzinationen so früh wie möglich von einem Arzt medikamentös eingegriffen werden. Sehr selten kommen psychotische Episoden in Form von Eifersuchts- und Verfolgungswahn vor.

Das hilft im Alltag

Sie und Ihre Angehörigen sollten wissen: Halluzinationen werden durch Medikamente ausgelöst und sind durch Medikamente auch wieder abstellbar.

Wenn es der Beweglichkeit nicht erheblich schadet, sollte die Dosierung der Parkinson-Medikamente reduziert werden. Ansonsten schaffen Schutzmedikamente Abhilfe. Am häufigsten werden sogenannte atypische Neuroleptika wie Clozapin und Quetiapin zur Behandlung von Halluzinationen eingesetzt.

Verwirrtheitssymptome können sehr selten schon vor der eigentlichen Parkinson-Erkrankung bestehen. Der Krankheitsverlauf ist hier komplizierter. Die Betroffenen sind räumlich und zeitlich schlecht orientiert und häufig schon tagsüber unruhig.

Häufiger kann Verwirrtheit im Verlauf der Erkrankung durch Flüssigkeitsmangel oder zusätzliche Erkrankungen ausgelöst werden. Die Parkinson-Medikamente müssen dann unter engmaschiger Beobachtung der Beweglichkeit vorübergehend situationsangepasst verringert werden.

Auch der Ortswechsel in ein Krankenhaus kann den Patienten überfordern, sodass er sich noch schlechter zurechtfindet. Wenn möglich, sollte der Kranke beim Auftreten von Verwirrtheitszuständen im gewohnten häuslichen Rahmen behandelt werden. Ist der stationäre Aufenthalt jedoch unumgänglich, hilft es, dem Patienten möglichst einige vertraute Gegenstände mitzugeben. Manchmal kann die Anwesenheit einer Bezugsperson wie des Ehepartners dem Kranken den Aufenthalt in der fremden Umgebung erleichtern.

Depression und Denkprobleme

Oft sind Off-Phasen mit stärkerer Depressivität gekoppelt. Hier wird der Zusammenhang zwischen (zu) niedrigem Niveau von Neurotransmittern und zwangsläufiger psychischer Reaktion deutlich. Wenn also eine bestimmte Neurotransmitterkonstellation depressives Denken und Fühlen erzwingt, kann der Betroffene kurzfristig nichts dagegen tun.

Wir überlegen immer wieder, ob ein „Aussitzen" einer depressiven Phase möglich ist. Oft wird von Patienten auch berichtet, dass Off-Phasen zusätzlich gekennzeichnet sind durch Einschränkungen im Denken. „Ich kann dann keinen klaren Gedanken mehr fassen. Alles kommt mir ganz unbestimmt und ungreifbar vor. Ich fühle mich wie hinter einer Milchglasscheibe oder wie im dichten Nebel."

Daher sind Ablenkungen, wie zum Beispiel sitzen und lesen bei Unbeweglichkeit, in Off-Phasen oft nicht möglich. Auch das Geschehen im Fernsehen ist nicht zu verfolgen, eine Entspannungsübung ist ebenso wenig durchführbar.

Das hilft im Alltag

Wichtig ist, dass Sie die aufkommende Angst, dass dieser Zustand nun endgültig so bleibt, nicht zulassen, sondern sagen Sie sich: „Wenn die Medikamente wieder greifen, ist die Off-Phase vorbei. Ein dauerhaftes Aussetzen der Wirkung ist nicht zu erwarten, die nächste On-Phase wird kommen!" Deshalb können wir Ihnen manchmal nur raten: Sitzen Sie die Off-Phase aus! Bleiben Sie emotional so wenig beteiligt wie irgend möglich!

Auch wenn kognitive Veränderungen phasenweise deutlich spürbar sind, sollten Sie nie aus den Augen verlieren, dass Übungen und Training deutlich zum Erhalt Ihrer körperlichen und geistigen Fähigkeiten und Fertigkeiten beitragen. Egal, ob Sie alleine, mit Zuspruch und Unterstützung Ihres Partners oder unter Anleitung von Fachtherapeuten arbeiten: Aktivitäten in den Bereichen Physiotherapie, Logopädie, Ergotherapie und Entspannung sind und bleiben in jeder Phase Ihrer Erkrankung wichtig!

Mögliche weitere Verläufe in dieser Phase der Erkrankung

Bisweilen können Vergesslichkeit, Halluzinationen und Verwirrtheit auch Teil einer sich entwickelnden Demenz sein. Hiermit hat sich die Forschung erst in den letzten Jahren verstärkt beschäftigt. Wenn es sich nicht nur um die normale „gutartige" Altersvergesslichkeit handelt, sollten Medikamente eingesetzt werden, die die weitere kognitive Verschlechterung aufhalten. Für Parkinson-Erkrankte zugelassen wurde jetzt das Medikament Rivastigmin, das in diesem Fall eingesetzt werden kann.

Sehr selten können akinetische Krisen auftreten. Der Begriff „Krise" soll auf den kritischen, unter Umständen lebensbedrohlichen Zustand des Patienten in dieser Phase hinweisen. Der Kranke wird in kurzer Zeit extrem unbeweglich und steif, bekommt hohes Fieber und hat Schwierigkeiten zu schlucken und ausreichend zu atmen. Hierdurch ist auch die Medikamenteneinnahme nicht mehr gewährleistet, was die Situation weiter verschlechtert. Akinetische Krisen können dann eintreten, wenn unbeabsichtigt die Parkinson-Medikamente nicht verabreicht werden oder plötzlich eine zweite schwere Erkrankung hinzutritt.

Das hilft im Alltag

Verständigen Sie als Angehöriger bei den ersten Anzeichen einer akinetischen Krise sofort den Arzt! Durch eine schnelle und intensive Behandlung kann der kritische Zustand gebessert werden.

Wie werden die Veränderungen erlebt?

Wenn ausgeprägte Beeinträchtigungen unvermeidbar sind, werden zwangsläufig die Partner, andere – und auch professionelle – Hilfspersonen und anleitende Fachtherapeuten immer wichtiger. Wie in allen Phasen dieser Erkrankung ist es auch jetzt wichtig, den Kranken so weit es geht in alle Maßnahmen aktiv mit einzubeziehen. So wird die Gefahr verringert, dass er sich zurückzieht und in eine Isolationssituation gerät.

Rückgang von Kompetenz und Aktivität

Der Betroffene muss sich mit steigendem Kontrollverlust und seiner oft nicht mehr steuerbaren emotionalen Instabilität auseinandersetzen. Das ist sehr schwierig: Mit der Dauer der Erkrankung nimmt die eigene Kraft, aktiv, positiv, gelassen und gestaltend mit den zunehmenden Defiziten umzugehen, ab. Gleichzeitig steigen durch die immer unzuverlässigere Wirkung der Medikamente und den damit einhergehenden Anstieg der Nebenwirkungen die Probleme durch die Krankheit.

Damit ist die Unterstützung durch andere zunehmend unumgänglich. Der gesunde Partner wird mehr und mehr die Alltagsregelungen übernehmen und bei den verstärkt notwendigen Therapien (Krankengymnastik, Logopädie, Ergotherapie) die Rolle des aktiven Co-Therapeuten übernehmen (müssen). Der gesunde Partner braucht dafür aber auch Unterstützung, nämlich darin, nicht selbst in Resignation und Depression abzugleiten, immer wieder die Veränderungen im gemeinsamen Leben zu akzeptieren und sich für die eigenen Bedürfnisse Freiräume auszudenken und diese durchzusetzen. Nur so kann das Leben für alle Beteiligten lebenswert bleiben.

Die Gefahr für Sie als Erkrankten, sich aufzugeben, die anderen machen zu lassen, passiv, resignativ, depressiv und umfassend hoffnungslos die Tage dahingehen zu lassen, ist groß. Aber ein geschicktes Handhaben der zahlreichen Hilfs- und Therapiemöglichkeiten sowie das bewusste Ausschöpfen der guten Phasen können Ihre Lebensqualität ein großes Stück weit aufrechterhalten.

Dem Tag eine Struktur geben

Wenn Sie morgens nach der ersten Medikamenteneinnahme noch ganz ruhig und entspannt im Bett liegen, erstellen Sie sich einen Tagesplan (siehe Seite 87), zum Beispiel: Heute ist es notwendig, zu duschen und die Haare zu waschen. Das wird so viel Zeit kosten, dass darüber der Vormittag vergeht. Also muss das Einkaufen für den Nachmittag eingeplant werden. Werde ich da genug Kraft haben? Ansonsten verlege ich die Einkäufe auf den nächsten Tag.

Zwei bis drei feste Vorhaben täglich sind gut, sie geben dem Tag Struktur und verhindern, dass Sie sich hängen lassen und den Tag nur so an sich vorbeiziehen lassen. Zu viele Pläne und ein stressbeladenes Erledigenwollen um jeden Preis machen Sie unruhig und ungeduldig. Zudem führt so ein Verhalten mit großer Wahrscheinlichkeit zu häufigen Misserfolgen.

Das hilft im Alltag

Gehen Sie den Weg der kleinen Schritte und nehmen Sie sich in Ihrer Tagesplanung nicht zu viel auf einmal vor.

Flexibilität im Alltag wird immer wichtiger

Wir haben sehr viel über die verschiedenen Einflussfaktoren auf Medikamentenwirkung und körperliche Beweglichkeit gelesen. All das bedeutet für den Kranken, dass es sinnlos ist, sich in der Planung des Tagesablaufs genau festzulegen, der Körper reagiert doch anders, als Sie wollen. Wann ein Vorhaben durchführbar ist, sollten Sie einfach der spontanen Bereitschaft Ihres Körpers überlassen.

SELBSTHILFE

Wenn es auf die Minute ankommt

Planen Sie vor einem wichtigen Termin, der sich nicht verschieben lässt, viel Zeit ein, entspannen Sie sich vorher ausgiebig, gehen Sie rechtzeitig los, machen Sie sich bei eventuell auftretenden Blockaden klar: Ich habe viel Zeit, ich komme auch mit Verzögerungen noch ganz pünktlich. Ich ruhe mich jetzt erst einmal aus, entspanne mich und dann schaffe ich ganz sicher das nächste Stück.

Flexibilität ist das Zauberwort. Hören Sie auf Ihren Körper und nutzen Sie die Phasen eines guten Allgemeinzustandes für geplante Aktivitäten.

Sicher sind Arztbesuche, Termine bei der Krankengymnastin, in der dPV-Gruppe oder Einladungen zu Verwandten und Freunden nicht von Ihnen veränderbar. Aber Sie wissen ja: Sobald Sie denken „Ich muss jetzt gleich funktionieren!" klappt meistens gar nichts.

Besuche bei Verwandten, Freunden und Mitbetroffenen sollten Sie ganz offen angehen: „Wenn es klappt und mein Körper funktioniert, freue ich mich. Im anderen Fall habe ich alle Personen in meinem Umfeld so gut über meine Erkrankung aufgeklärt, dass mein ‚Zuspät-' oder ‚Nichterscheinen' keine Probleme bereitet. Denn die anderen wissen schließlich um meine Krankheit und die damit verbundenen Schwierigkeiten und haben gelernt, damit umzugehen."

„Ich weiß, je weniger Druck ich mir selber mache, desto besser sind die Chancen, dass mein Körper mitmacht."

Für viele Betroffene ist es auch immer sehr beruhigend, in jedem Fall eine Medikamentendosis dabei zu haben, um gegebenenfalls nachhelfen zu können. Oft beruhigt schon allein die Gewissheit, im Ernstfall reagieren zu können. Ob und wie Sie die Medikamente einnehmen, sollten Sie aber erst mit Ihrem behandelnden Arzt besprechen!

Vielfältige Hilfestellungen nutzen

Im Verlauf der Krankheit kann es sein, dass Sie zunehmend auf Hilfe angewiesen sind, sei es durch geeignete Hilfsmittel, durch Ihre Angehörigen und Freunde oder durch professionelle Pflegedienste.

Hilfsmittel für verschiedene Lebensbereiche

Es ist sehr erfreulich, dass Gehstock, Gehwagen und Rollstuhl inzwischen zum alltäglichen Bild gehören. Niemand achtet heute besonders auf Behinderte mit diesen Hilfsmitteln. Die Angst, aufzufallen und abgelehnt zu werden, ist heute unbegründet. So fällt es auch den Parkinson-Betroffenen leichter als noch vor einigen Jahren, sich eine große Mobilität und Sozialkontakte mit diesen Hilfsmitteln zu erkaufen.

Auch in vielen anderen Bereichen gibt es ausgesprochen geschickt ausgedachte Hilfsmittel. Informieren Sie sich darüber auch mithilfe von Hilfsmittelkatalogen und Ergotherapiebroschüren und lassen Sie sich im Fachhandel beraten.

Sich alleine pflegen und anziehen können ist ein wichtiges Feld für das Selbstbewusstsein eines Parkinson-Kranken. Mithilfe von gut ausgedachten Geräten im Haushalt arbeiten zu können, erhöht für kranke Menschen die Lebensqualität deutlich. Im Folgenden stellen wir Ihnen eine Reihe von

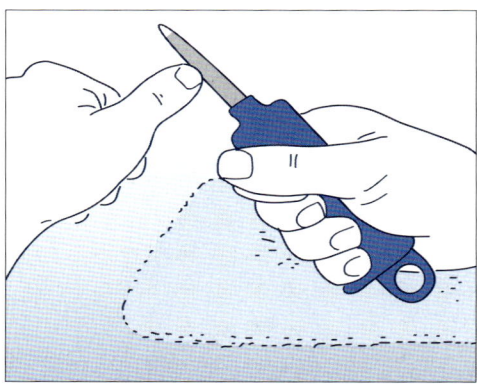

▲ Nagelfeile mit verstärktem Griff.

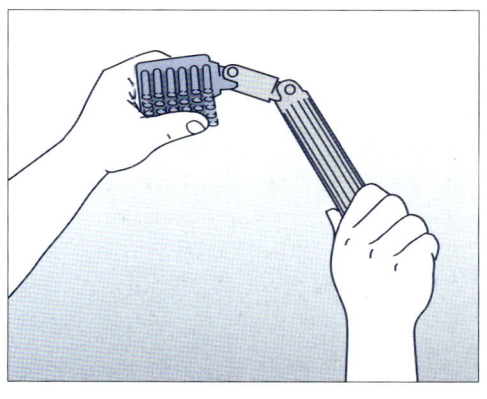

▲ Der Griff dieser Bürste ist verstellbar.

Hilfsmitteln vor, die Ihnen gute Dienste bei der Bewältigung alltäglicher Tätigkeiten leisten können.

▌ Für die Körperpflege gibt es zum Beispiel Nagelfeilen mit verdicktem Griff, verstellbare Rückenbürsten und Handbürsten mit Saugnäpfen (siehe Seite 129).

▌ Als Schreibhilfen bieten sich Utensilien mit verdicktem Griff an.

▌ Mit einer Aufsperrhilfe können Sie wieder problemlos einen Schlüssel benutzen. (siehe Abb.).

▌ Mithilfe des rutschfesten Multibretts können Sie mit einer Hand Gemüse schälen oder eine Dose öffnen.

▌ Ein Strumpfanzieher erspart mühsames Bücken und macht die Tätigkeit im Sitzen durchführbar.

▌ Mit einer Knöpfhilfe können Sie selbstständig Kleidungsstücke auf- und zuknöpfen.

▌ Die Reißverschlussbenutzhilfe gewährleistet ein weiteres Stück Selbstständigkeit beim Anziehen.

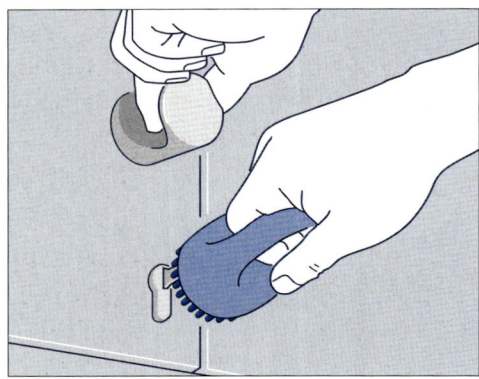

▲ Mit diesem Griff gelingt das Aufsperren problemlos.

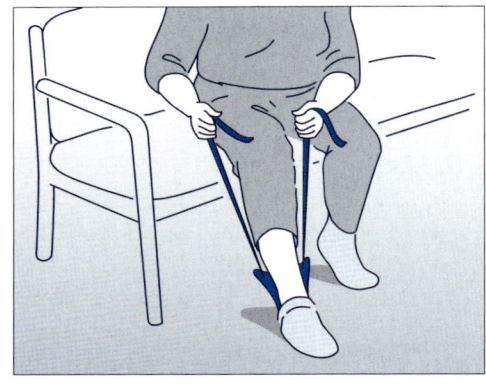

▲ Der Strumpfanzieher erspart das Bücken.

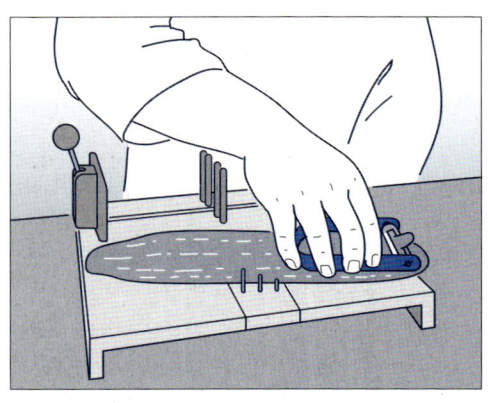

▲ Das Multibrett.

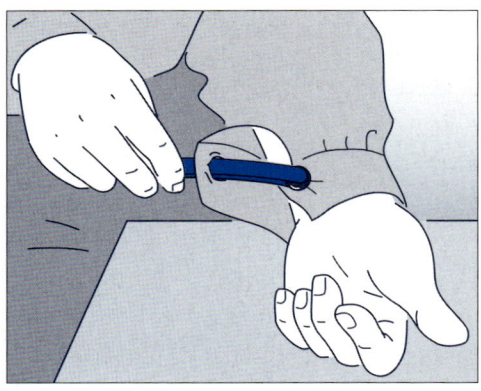

▲ Die Knöpfhilfe.

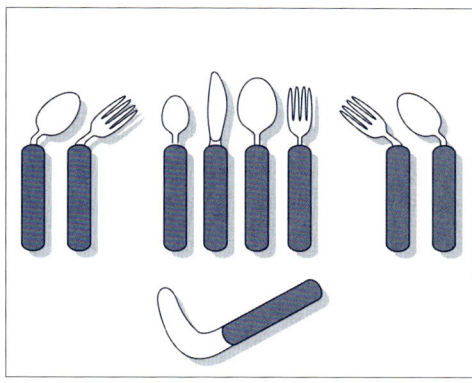

▲ Spezialbesteck für Parkinson-Kranke.

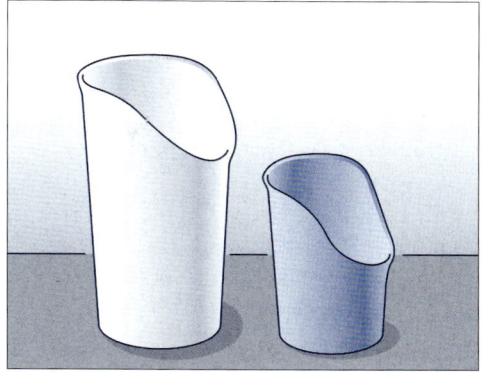

▲ Becher mit Ausschnitt für die Nase.

▮ Auch zur Unterstützung beim Essen und Trinken gibt es Hilfsmittel. Wenn die Essenssituation für Sie als Kranken sehr schwierig ist, essen Sie lieber getrennt. So können Sie ohne Zeitdruck essen und laufen nicht Gefahr, bei unvermeidbarem Kleckern oder Verschütten ermahnt oder ausgeschimpft zu werden.

Sozialrecht: Pflegeversicherungsleistungen

Pflegebedürftige im Sinne des Pflegeversicherungsgesetzes sind Personen, die wegen Krankheit oder Behinderung für die gewöhnlichen und regelmäßig wiederkehrenden Verrichtungen im Ablauf des täglichen Lebens in erheblichem Maße der Hilfe bedürfen. Das gilt zum Beispiel für:

▮ die Körperpflege,
▮ die Fortbewegung,
▮ die Ernährung,
▮ die hauswirtschaftliche Versorgung.

Ein schriftlicher Antrag auf Leistungen der sozialen Pflegeversicherung muss bei der zuständigen Pflegekasse – zumeist ist das die Krankenkasse des Versicherten – eingereicht werden. Sie entscheidet über die Pflegebedürftigkeit und die Pflegestufe des Patienten auf der Grundlage eines Gutachtens des Medizinischen Dienstes der Krankenversicherung.

Es gibt drei Pflegestufen, bei denen jeweils zwischen verschiedenen Leistungen gewählt werden kann:

▮ Geldleistung (bei einer selbst beschafften Pflegehilfe),
▮ Sachleistung (bei Grundpflege und häuslicher Versorgung durch ambulante Pflegedienste) oder
▮ Kombinationsleistung.

Pflegestufe I (erheblich Pflegebedürftige): Dazu gehören Personen, die bei der Körperpflege, der Ernährung oder der Mobilität für wenigstens zwei Verrichtungen aus einem oder mehreren Bereichen mindestens einmal täglich der Hilfe bedürfen. Zusätzlich benötigen sie mehrfach in der Woche Hilfen bei der hauswirtschaftlichen Versorgung. Der durchschnittliche Pflegeaufwand beträgt im Tagesdurchschnitt eineinhalb Stun-

Übrigens

Begrenztes Risiko tragen

An die Partner und anderen Begleitpersonen eines Parkinson-Kranken müssen wir an dieser Stelle einen Appell richten: Sie machen sich häufig große Sorgen um die Sturz- und sonstige Unfallgefahr bei Unternehmungen des Betroffenen außer Haus. Ein Schenkelhalsbruch ist ein herber Rückschlag – aber trotzdem muss gesagt werden: Wer nur noch im Stuhl sitzt bzw. im Bett liegt, wird zwar weniger selten stürzen, aber das psychische Wohlbefinden braucht Aktivitäten. Der Betroffene muss Außenkontakte pflegen und Erfolgserlebnisse haben können. Außerdem muss er das Gefühl haben, seine Selbstständigkeit zumindest bis zu einem gewissen Grad bewahren zu können und nicht von anderen abhängig zu sein.

Daher gilt: Gezielte, vorbereitete, geübte körperliche Aktivitäten reduzieren das Risiko – und die Begleiter helfen durch Ruhe, Zuversicht, Ermutigung und Loben bei der Bewältigung aller anstehenden Tätigkeiten am besten!

den, wobei der Bedarf im hauswirtschaftlichen Bereich nicht überwiegen darf.

Pflegestufe II (Schwerpflegebedürftige): Zu dieser Stufe zählt man Personen, die bei der Körperpflege, der Ernährung oder der Mobilität mindestens dreimal täglich zu verschiedenen Tageszeiten der Hilfe bedürfen. Zusätzlich benötigen sie mehrfach in der Woche Hilfen bei der hauswirtschaftlichen Versorgung. Der durchschnittliche Pflegesatz im Tagesdurchschnitt beträgt bei dieser Stufe drei Stunden.

Pflegestufe III (Schwerstpflegebedürftige): Schwerstpflegebedürftige der Pflegestufe III sind Personen, die bei der Körperpflege, der Ernährung oder der Mobilität täglich rund um die Uhr, auch nachts, der Hilfe bedürfen und zusätzlich mehrfach in der Woche Hilfen bei der hauswirtschaftlichen Versorgung benötigen. Hier beträgt der durchschnittliche Pflegeaufwand im Tagesdurchschnitt fünf Stunden, die Pflegeperson muss jederzeit unmittelbar erreichbar sein.

Freiraum für Angehörige

Wenn Sie Ihr Leben und Ihren Tagesablauf in der Rentner- und Pflegesituation mit früher vergleichen, werden Sie feststellen: So viele Stunden am Tag waren Sie mit Ihrem Partner noch nie zusammen! Manchmal, wenn auch die Nächte durch viele Unterbrechungen mit Schwierigkeiten beim Umdrehen im Bett oder beim Toilettengang nur kurze Schlafphasen zulassen, sind Sie also 24 Stunden am Tag zusammen. Das hat es in Ihrer Beziehung vorher nie gegeben und genau darin liegt auch oft das Problem!

Es ist für Sie beide schwierig oder gar unmöglich, ununterbrochen nett, lieb, geduldig und ruhig miteinander umzugehen. Daher sollten Sie sich stundenweise ganz bewusst trennen!

Der gesunde Partner sollte regelmäßig Termine für sich alleine haben. Für einen Spaziergang (im eigenen Tempo), für sportliche Aktivitäten, für einen Arztbesuch, für den Friseur oder die Kosmetikerin, zum Kaffeetrinken mit der Freundin oder für den Volkshochschulkurs.

Aber auch der Parkinson-Kranke braucht seine Zeit für sich alleine. Sie bietet ihm:

- ein Leben ohne Kontrolle und ohne Ermahnung,
- die Möglichkeit, einmal ohne sich zusammenreißen zu müssen depressiv sein zu dürfen,
- einfach gar nichts zu tun, ungestört den eigenen Gedanken nachzuhängen,
- Musik zu hören oder Sportereignisse im Fernsehen zu verfolgen.

Das hilft im Alltag

Alleinsein ist für Sie als Kranken gut möglich in einer „sicheren" Umgebung, wenn Sie sich sagen können: „Ich sitze oder liege gemütlich, habe Tabletten, Getränke, Telefon, Fernbedienung für den Fernseher und eventuell einen Notpieper in greifbarer Nähe – was soll mir da schon passieren oder mich stören!"

Fremdhilfe akzeptieren

Trotz guter Medikation, viel menschlicher Unterstützung und Ausschöpfung aller Möglichkeiten durch Training und Hilfsmittel kann je nach Verlauf und Schweregrad der Erkrankung eine zeitintensive Betreu-

ung durch ambulante Dienste oder andere Pflegekräfte notwendig werden.

Denken Sie daran: Wenn Sie Ihren Organismus (z.B. durch unregelmäßiges Essen, zu wenig Trinken, nicht ausreichende Bewegung) vernachlässigen, kann er seine Aufgaben nicht mehr leisten – die Tabletten wirken immer weniger, Ihr körperlicher und geistiger Zustand wird immer schlechter.

Wenn Sie sehr viel allein sind und dabei fortlaufend Ängste haben, die sich nach und nach deutlich steigern, sollten Sie sich einmal ehrlich fragen:

- Welchen Vorteil hat das Leben in der eigenen Wohnung oder im eigenen Haus noch?
- Was wirkt hier positiv auf mich?
- Wie viel Freude bereitet es mir, hier allein zu leben?

Oft sind es reine Vorurteile, die hilfsbedürftige Menschen vor dem betreuten Wohnen zurückschrecken lassen. Sprechen Sie mit anderen Menschen über diese Möglichkeit, informieren Sie sich, besichtigen Sie am besten auch ein paar Seniorenresidenzen oder -wohnheime. Lassen Sie sich auch über die Finanzierung ausführlich beraten – das ist ein Punkt, über den Sie auch mit Ihren Kindern reden müssen.

Logopädische Übungen und Hinweise

Mit Fortschreiten der Parkinson-Erkrankung kann es auch zu einer Verschlechterung der Mundfunktionen sowie der Stimme und des Sprechens kommen. Es können außerdem Wortfindungsschwierigkeiten und Gedächtnis- oder Konzentrationsprobleme auftreten. Beim Sprechen ist dann möglicherweise plötzlich der Faden weg und Sie wissen nicht mehr, was Sie eigentlich sagen wollten oder das Wort, der Name liegt Ihnen auf der Zunge, fällt Ihnen aber partout nicht mehr ein. Im Folgenden soll auf diese Schwierigkeiten im Einzelnen eingegangen werden.

Probleme beim Sprechen und Schlucken

Zu jedem Bereich werden wir Ihnen einige Übungen oder Kompensationstechniken vorstellen. Vielleicht ist es auch hilfreich, wenn ein Angehöriger die Übungen gemeinsam mit Ihnen durchführt oder Sie nach einer CD üben (Informationen hierzu bei der DPV, Adresse siehe Seite 150).

Gesicht und Mund können im Krankheitsverlauf zunehmend unbeweglich werden. Unter Umständen machen Ihnen auch Überbewegungen zu schaffen und beeinträchtigen den normalen Bewegungsablauf. Eine ausreichende Beweglichkeit des Kiefers, der Lippen und der Zunge spielt eine wichtige Rolle für die Aussprache, deren Deutlichkeit durch die Parkinson-Erkrankung häufig nachlässt. Sie ist außerdem für die Abläufe beim Kauen und Schlucken von Bedeutung. Hierbei können folgende Veränderungen auftreten:

▪ Durch Abnahme der Mahlbewegung beim Kauen lagern sich vermehrt Nahrungsreste beim Essen zwischen den Backenzähnen und der Wange ab.

▪ Die Kaubewegung wird langsamer, das Essen dauert dadurch länger.
▪ Das Schlucken fällt manchmal schwer.
▪ Beim Schlucken rutscht nicht alles auf einmal herunter, es muss nachgeschluckt werden.
▪ Verschlucken tritt häufig auf.
▪ Nahrung bleibt an den Lippen hängen oder Flüssigkeit tritt an den Mundwinkeln aus.
▪ Es kommt zu vermehrtem Speichelfluss.

Beim Auftreten solcher Veränderungen ist es wichtig, die beteiligten Muskelgruppen in ihrer Beweglichkeit zu trainieren.

Übungen für Kiefer, Lippen und Zunge

Die folgenden Übungen trainieren gezielt die Muskelgruppen, die für die Beweglichkeit von Kiefer, Lippen und Zunge zuständig sind. Wenn Sie diese Übungen regelmäßig ausführen, können Sie zur Besserung von Aussprache, Kauen und Schlucken beitragen.

Bevor Sie mit den Übungen beginnen, sollten Sie sich, wie auch zuvor schon beschrieben, mit einer kleinen Entspannung vorbereiten. Entspannungsübungen finden Sie ab Seite 90. Achten Sie bei den folgenden Übungen immer darauf, dass Sie die Bewegung groß und weit ausführen.

- Öffnen Sie den Mund weit, halten Sie ihn eine Weile geöffnet und schließen Sie ihn wieder. Die gleiche Übung können Sie mit gesteigertem Tempo durchführen.
- Sprechen Sie mehrmals hintereinander ein weites „hap" so, als ob Sie in ein Riesenbrötchen beißen wollten.
- Schieben Sie bei geöffnetem Mund den Unterkiefer nach vorne wie eine Schublade.
- Verschieben Sie den Unterkiefer zur Seite, erst nach links und dann nach rechts. Führen Sie die Bewegung nun schneller, aber immer noch genau durch.
- Führen Sie mahlende Bewegungen aus, wie beim Kauen. Machen Sie dies deutlich sichtbar, aber mit geschlossenen Lippen. Kauen Sie nun übertrieben, mit geöffnetem Mund, die Zunge bewegt sich dabei deutlich mit.
- Fahren Sie mit der Zunge die Lippen im Kreis herum entlang. Dann wechseln Sie die Richtung (siehe linke Abb. auf Seite 136).
- Beulen Sie mit der Zunge die Wangen aus. Erforschen Sie mit der Zunge den Mundinnenraum. Versuchen Sie auch bis zum letzten Zahn in der unteren und in der oberen Reihe zu kommen. Fühlen Sie in den Wangentaschen, das sind die Bereiche zwischen Kiefer und Wange, ob sich dort Nahrungsreste angesammelt haben (siehe rechte Abb. auf Seite 136).

Übungen für die Lippenbeweglichkeit haben wir Ihnen bereits an anderer Stelle dieses Buches vorgestellt. Führen Sie diese regelmäßig auch weiterhin durch (siehe Bewegungsbeispiele auf Seite 60).

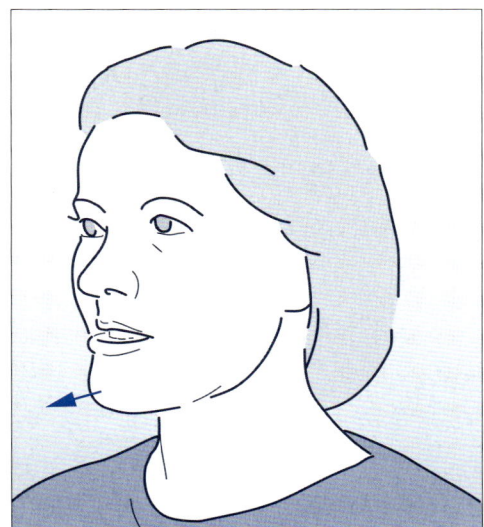
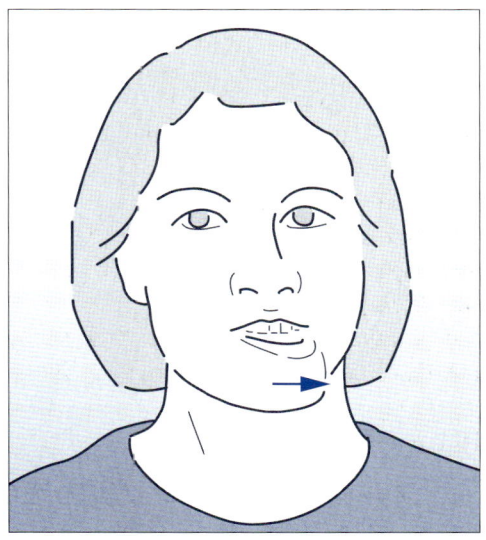

▲ Bei geöffnetem Mund den Unterkiefer vor- und zurück- bzw. seitlich hin und her bewegen.

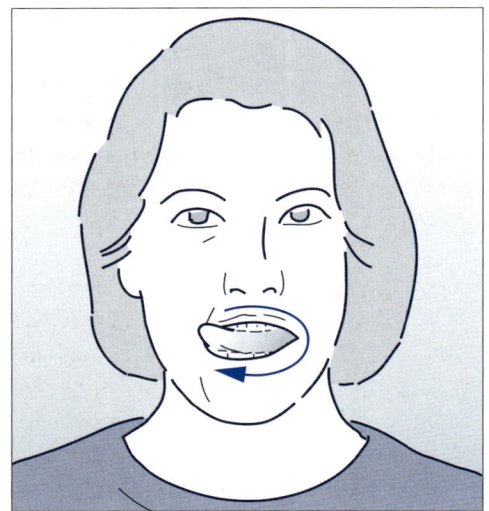

▲ Mit der Zunge die Lippen umfahren.

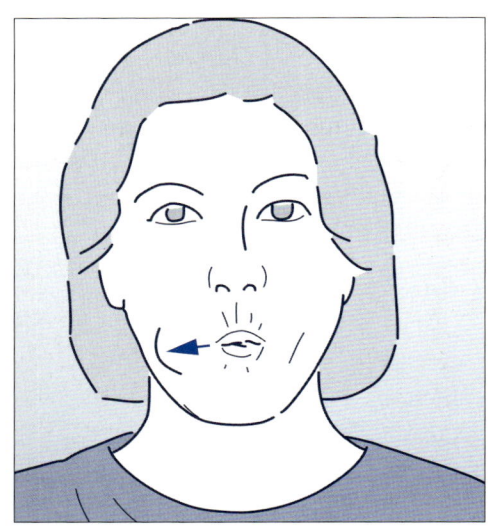

▲ Die Zunge erforscht den Mundinnenraum

Übung zur deutlicheren Artikulation

▮ Sprechen Sie überdeutlich die einzelnen Laute: a - e - i - o - u
▮ Sprechen Sie abwechselnd: Pa w ba, Ta – da
▮ Sprechen Sie so schnell Sie können hintereinander, aber so, dass es immer noch deutlich ist: Pa pa pa pa pa pa ..., Ta ta ta ta ta ta ta ...
▮ Ka ka ka ka ka ka ka ..., Pataka pataka pataka pataka pataka...

Hilfestellung bei häufigem Verschlucken

Um die Häufigkeit des Verschluckens zu reduzieren ist es hilfreich, wenn Sie einige Punkte beachten:

▮ Trinken Sie immer in kleinen Schlucken und schlucken Sie eventuell mehrmals nach.
▮ Die Kopfhaltung sollte – auch beim Trinken – nicht nach hinten überstreckt sein,

da sonst vor allem Flüssigkeit zu schnell in den Rachen laufen kann und es aufgrund des zu spät ausgelösten Schluckreflexes zum Verschlucken kommen kann.

▮ Um den Kopf gerade halten zu können, sollten die Trinkgefäße einen ausreichend großen Durchmesser haben und nicht zu hoch sein. Um auch den letzten Schluck aus einem Glas trinken zu können, ohne den Kopf nach hinten neigen zu müssen, kann entweder ein Strohhalm benutzt werden oder ein spezieller Becher mit Nasenausschnitt (siehe Abb. Seite 131), der im Medizinfachhandel erhältlich ist.

Bei schweren Schluckstörungen ist es ratsam, eine entsprechend geschulte Fachkraft (in der Regel einen Arzt oder einen Logopäden) zur genaueren Untersuchung und Therapie aufzusuchen. Häufiges Verschlucken kann zum Auftreten von Lungenentzündung führen und sollte daher unbedingt behandelt werden.

Falls Schluckhemmungen auftreten, kann ausprobiert werden, welchen Einfluss Temperatur (heiß/kalt), Geschmack oder Konsistenz der Nahrung (z.B. pürierte Kost) auf die Fähigkeit zum Schlucken haben. Es ist manchmal zum Beispiel leichter, kalten, säuerlichen Apfelsaft zu trinken als lauwarmen Tee. Auch richtig warmes Essen kann oft besser geschluckt werden als abgekühltes. Hier empfiehlt sich der Einsatz von Warmhaltetellern, die ebenfalls im Medizinfachhandel zu beziehen sind.

In einem speziellen Kochbuch für Patienten, die von Schluckstörungen betroffen sind, können Sie viele Anregungen und leckere Rezepte finden (Bezug über die DGM, Adresse siehe Seite 150).

Falls das Schlucken von Flüssigkeiten Probleme bereitet, können Getränke auch angedickt werden. Die entsprechenden Mittel hierzu sind in Apotheken erhältlich. Fällt es Ihnen eher schwer, feste Kost zu zerkauen und zu schlucken, besteht die Möglichkeit, Speisen zu pürieren.

Sehr störend wird von den Betroffenen häufig ein starker Speichelfluss empfunden, dessen Ursache in der Abnahme des unwillkürlichen Schluckens liegt. Dadurch sammelt sich vermehrt Speichel im Mund an, der dann vor allem bei vorgeneigter Kopfhaltung und fehlendem Mundschluss herauslaufen kann.

Wichtig ist auch hier in erster Linie die Aktivierung:

▪ Kauen Sie öfter zwischendurch etwas. Die Mundmotorik wird auf diese Weise aktiviert, das Schlucken angeregt.

▪ Lutschen Sie ab und zu saure oder salzige Pastillen. Der dadurch verstärkte Speichelfluss fordert ebenfalls zu vermehrtem Schlucken heraus.

▪ Achten Sie zwischendurch immer wieder auf Ihre Körper- und Kopfhaltung und richten Sie sich so gut es geht auf (siehe auch Seite 93).

▪ Trainieren Sie den Mundschluss, wie bei den Lippenübungen beschrieben (siehe ab Seite 134).

▪ Tauziehen: Suchen Sie sich zwei etwa Ein-Euro-Stück große Knöpfe. Diese Knöpfe sollten keine scharfen Kanten haben, sondern zumindest auf einer Seite möglichst abgerundet sein. Dann brauchen Sie noch ein Baumwollband (ca. 20 cm lang), das Sie durch die Knöpfe ziehen. Sie können die Übung alleine oder auch zu zweit durchführen. Mit zwei Personen: Jeder nimmt einen Knopf zwischen Zähne und Lippen und hält mit den Lippen den Knopf im Mund. Dann kann es losgehen: Beide Partner ziehen und es kommt darauf an, wer den Knopf am längsten halten kann.

▪ Spatel halten: Halten Sie einen Spatel mit den Lippen über einen bestimmten Zeitraum fest.

Vielen Parkinson-Betroffenen fällt es schwer, mehrere Dinge gleichzeitig zu beachten. So wird zum Beispiel beschrieben, dass sich der Speichelfluss beim Lesen, Schreiben oder Klavierspielen verstärkt, da dabei die Aufmerksamkeit auf diesen Tätigkeiten und nicht auf dem Schlucken liegt, der Kopf vorgeneigt ist und es nicht gelingt, gleichzeitig den Speichel zu kontrollieren. Hier kann das Festhalten eines Knopfes oder Spatels mit den Lippen eine wirksame „Erinnerung" für den Mundschluss sein.

Verschlechterung der Stimme

Ihre Stimme kann im Krankheitsverlauf sehr leise und heiser, schließlich sogar tonlos werden. Hierbei ist es allerdings möglich, über bewusstes Einsetzen von Lautstärke für rufendes Sprechen und bei kurzen Äußerungen in der Regel gute Verbesserungen zu erzielen.

▪ Rufen Sie laut, als wenn Sie jemanden ansprechen wollten, der weit entfernt ist: Hey! – Ja! – Nein! – Danke! – Wie spät! – Komm doch!

Das hilft im Alltag

Sollte die Lautstärke trotz der beschriebenen Übung nicht zur Verständigung ausreichen, ist es möglich, einen Sprachverstärker auf Probe zu bestellen (Informationen über die dPV, Adresse siehe Seite 150). Ist mit einem solchen Gerät ein guter Effekt zu erzielen, werden die Kosten bei Vorliegen einer ärztlichen Verordnung von der Krankenkasse übernommen.

Hilfreiche Maßnahmen bei schwer verständlichem Sprechen

Bei stark abnehmender Deutlichkeit (häufig einhergehend mit beschleunigtem Sprechtempo) kann als Verständigungshilfe ein „Sprechbrett" eingesetzt werden. Auf diesem Brett sind in regelmäßigen Abständen kleine Balken angebracht. Es wird mit der einen Hand gehalten, mit der anderen tippt man beim Sprechen jeweils einen Balken an. Auf diese Weise hilft Ihnen das Sprechbrett, Ihrem Sprechen ein rhythmisiertes Tempo zu geben. Man kann es kaufen oder einfach selber basteln. Sie können es auf zwei Arten einsetzen:

▪ silbenweise (pro Silbe ein Balken): Re-gen-bo-gen/Ich-ge-he-spa-zie-ren/Heu-te-ist-ein-schö-ner-Tag,
▪ wortweise (pro Wort ein Balken) Das-ist-ein-schöner-Baum/Morgen-gehe-ich-draußen-spazieren.

Ebenso kann man aber anstelle eines solchen Brettes auch die Fingerknöchel oder die Finger einsetzen, um einen verbesserten Sprechrhythmus zu erreichen.

Ist die verbale Verständigung gar nicht mehr möglich, kann der Einsatz elektronischer Sprechhilfen ausprobiert werden, bei denen der Text eingetippt werden kann und dann mittels Computerstimme oder sichtbar auf einem Bildschirm wiedergegeben wird (Informationen über die dPV). Auch die Kosten für diese Geräte werden bei Vorliegen einer ärztlichen Verordnung von den Kassen übernommen.

Wortfindungsschwierigkeiten überwinden

Bei Wortfindungsproblemen können folgende Übungen helfen, den Wortfluss wieder anzuregen und das Finden treffender Ausdrücke zu erleichtern:

▪ Wörter assoziieren: Wählen Sie ein Wort und finden Sie zehn Begriffe, die Ihnen spontan dazu einfallen, zum Beispiel: Baum – grün, Wald, Blätter Wurzeln, Spaziergang, Erde, gute Luft, Eichhörnchen, Reh, Kastanien.
▪ Zusammengesetzte Wörter suchen: Versuchen Sie aus einem Stammwort ein zusammengesetztes Wort zu

bilden, zum Beispiel: Garten – Gartenzwerg, Haus – Haustür, Einkauf – Einkaufsliste, Regen – Regenschirm. Daraus können auch Wortketten entstehen: Wolken – Wolken-schloss, Schlossturm, Turm-fenster, Fenster-bild, Bildzeitung, Zeitungs-laden, Laden-inhaber ...

▪ Reimwörter finden: Hase – Nase, Kette – Wette, Bild – Wild, Haus – Maus ...

▪ Eigenschaftswörter suchen: Wie kann ein Hund sein? Treu, bissig, verspielt, gefährlich, jung ... Wie kann ein Berg sein? Steil, verschneit, klein, hügelig ... Wie kann ein Auto sein? Schnell, leistungsfähig, kaputt, alt, neu, gepflegt ...

▪ Tätigkeitswörter suchen: Was kann ein Hase machen? Hoppeln, schlafen, fressen, mümmeln ... Was kann eine Pflanze machen? Duften, wachsen, stechen ... Was kann ein Flugzeug machen? Fliegen, starten, landen ... Was kann ein Mensch machen? Essen, schlafen, lachen …

▪ Gegenteilpaare finden: Schwarz – weiß, hoch – tief, schmal – breit, Ruhe – Lärm, Wärme – Kälte, Licht – Dunkelheit ...

▪ Oberbegriffe finden: Welcher gemeinsame Begriff passt zu den folgenden Wörtern? Tisch, Stuhl, Sofa: Möbel. Hafer, Weizen, Roggen: Getreide. Füller, Bleistift, Kugelschreiber: Schreibutensilien.

▪ Unterbegriffe suchen: Finden Sie so viele Wörter wie möglich, die alle in eine Kategorie passen, zum Beispiel: Tiere – Bär, Katze, Maus, Hund, Schwein, Elefant, Giraffe, Ratte ... Blumen – Rose, Nelke, Veilchen, Butterblume, Gladiole, Tulpe, Glockenblume, Maiglöckchen, Pusteblume, Geranie ...

Das hilft im Alltag

Spielen Sie doch mal wieder zusammen mit Ihren Angehörigen oder Freunden Stadt–Land–Fluss! Dieses Spiel ist eine sehr gute Wortfindungsübung.

Übungen für die Konzentrationsfähigkeit

Um den roten Faden beim Sprechen besser halten zu können, helfen Ihnen folgende Übungen für das Gedächtnis und die Konzentration:

▪ Das Spiel „Koffer packen": Überlegen Sie sich einen Gegenstand, den Sie zum Verreisen mitnehmen könnten. Wenn Sie zu mehreren spielen, denkt sich der nächste Mitspieler eine weitere Sache aus, die man mitnehmen könnte und zählt alle Gegenstände auf, die bisher genannt wurden. Alleine lassen Sie ebenfalls die Reihe immer länger werden und nehmen je-

des Mal ein weiteres Objekt dazu: Hose / Hose, Pullover / Hose, Pullover, Zahnbürste / Hose, Pullover, Zahnbürste, Geld / Hose, Pullover, Zahnbürste, Geld, Buch ...

▪ Sätze länger werden lassen: Diese Übung können Sie ebenfalls alleine oder zu mehreren durchführen. Beginnen Sie mit einem Wort und nehmen Sie immer ein neues Wort dazu, indem Sie zuerst den bisher genannten Satzteil sprechen, zum Beispiel: Die / Die Sonne / Die Sonne scheint / Die Sonne scheint heute / Die Sonne scheint heute schon ...

Denksportaufgaben

Mit diesen kleinen Übungen können Sie sich Ihrer Denkfähigkeit vergewissern:

▪ Kopfrechnen
  – Zählen Sie immer wieder 7 von 100 ab, also 93, 86, 79, ...
  – Lösen Sie Kettenaufgaben wie 5-mal 7 = 35, minus 8 = 27, plus 33 = 60, dividiert durch 6 = 10, plus 99 = 109 ...
▪ „Möbeln" Sie Ihr Allgemeinwissen auf
  – Vögel legen Eier, welche Tiere noch?
  – Auf welchem Kontinent liegt Tansania?
  – Wie weit ist es von der Erde bis zum Mond?
▪ Machen Sie eine Liste mit zehn Wörtern (z. B. alles was man essen kann) und prägen Sie sich die Liste ein.
  – Wie viele Wörter konnten Sie unmittelbar wiederholen?
  – Wie viele nach 15 Minuten?

Training von Erinnerung und Gedächtnisleistung

Alte und/oder chronisch kranke Menschen schauen oft zurück und vergleichen ihr jetziges Leben mit früher. Häufig fragen sie sich: „Was habe ich alles verloren?" Wer das tut, hat oft eine negative Lebenseinstellung nach dem Motto: Das Glas ist halb leer.

Wenn die eigenen Bemühungen der Betroffenen und aller Begleitpersonen (inklusive des Psychotherapeuten) um eine Umwandlung in die andere Richtung erfolgreich sind, ist Lebensqualität garantiert und es gilt das Motto: Das Glas Wasser ist noch halb voll! Die Fragestellungen lauten dann:

▪ Was kann ich?
▪ Was habe ich ausprobiert?
▪ Wo sind meine Reserven?

So treffen wir Parkinson-Betroffene, die erst als Kranke bemerken, dass sie künstlerische Leistungen vollbringen können wie dichten, schreiben, malen oder gestalten. Es ist immer wieder schön, die echte und offene Freude von Parkinson-Betroffenen über gelungene Seidenmalerei, Aquarelle, Speckstein- oder Tonwerke mitzuerleben. Auch weniger spektakuläre Kunstwerke finden ihre Bewunderer: zum Beispiel Rezeptsammlungen und selbst gemachte Geschenke in Form von Marmeladen, Eingelegtem oder Gebackenem. Und wir kennen auch Blumenzüchter mit eigenem Mini-Gewächshaus, Bilderrahmenhersteller (aus ganz erstaunlichen Materialien wie alten Latten, Leisten, Stoffen), Modemacher (aus Second-Hand-Artikeln) und überzeugend kreative Fotografen, bei denen manchmal aus der Bewegungsnot geborene Verfremdungen entstehen, die sehr sehenswert sind.

Andere Themen eignen sich mehr für das Zusammensein mit anderen, wie beispielsweise das Spiel „Weißt du noch?". Spielen Sie es mit Ihrem Partner:

▪ Unser erstes Auto, die erste Wohnung, der erste gemeinsame Urlaub?
▪ Wie wurde in unserer Kindheit gereist, gewaschen, gekocht?

Auch in der Gruppe finden sich Themen:

▪ Wie wurde früher eine Hochzeit gefeiert, ein runder Geburtstag?

- Was geschieht in der Natur im Frühling?
- Wie ging das noch: Holzfeuer anzünden, Heu machen, Erntewagen beladen, Sirup herstellen, Schnaps brennen?

Gegen die Angst hinter der Feststellung „Ich werde immer vergesslicher, mir fallen oft Namen oder Worte nicht mehr ein!" können Sie gemeinsam mit anderen aktiv sein.

- Lösen Sie Kreuzworträtsel, Silbenrätsel und Gehirnjogging-Aufgaben.
- Auch Spiele trainieren die Denkfähigkeit: Memory, Wortfix, Schach, Kartenspiele …
- Besprechen Sie die Nachrichten mit dem Partner: Was waren die wichtigsten Informationen? Welche Daten wurden genannt? Welche Personen? Was kündigte der Wetterbericht für morgen an?

Zitieren Sie Gedichte und singen Sie Lieder. Machen Sie alles, was Spaß macht und zusammen mit Ihrem Partner positive Erinnerungen weckt – nebenbei trainieren Sie spielerisch und beinahe unbemerkt Ihr Denkvermögen und Ihre Erinnerungsgabe.

Versichern Sie sich ruhig einmal Ihrer Denkfähigkeit. Vieles geht, wenn Sie sich ruhig und geduldig konzentrieren und nicht gleich depressiv denken: „Das kann ich doch sowieso nicht! Das bringe ich nicht mehr zustande!"

Die Bewegungstherapie bleibt wichtig

Kommen im Verlauf der Erkrankung die Symptome immer deutlicher zur Ausprägung, kann dies je nach individuellem Verlauf auch zu stärkeren Bewegungseinschränkungen führen. Ein tägliches kleines Bewegungsprogramm soll Ihnen helfen, die vorhandene Beweglichkeit zu erhalten und Ihre Vitalfunktionen – also Kreislauf und Atmung – anzuregen.

 ## Gehhilfen erhalten die Mobilität

Sollte Ihnen das Gehen ohne fremde Hilfe nicht mehr möglich sein, scheuen Sie nicht davor zurück, von einem Hilfsmittel Gebrauch zu machen, um so Ihre Selbstständigkeit weiterhin zu erhalten. Für diesen Zweck hat sich ein sogenannter Rollator sehr gut bewährt.

Zu empfehlen ist ein Modell mit Korb, in dem Sie einige Utensilien wie Geldbeutel, Hausschlüssel oder auch kleinere Einkäufe unterbringen können. Eine kleine Sitzfläche bietet zusätzlich die Möglichkeit für kleine Ruhepausen. Achten Sie auf gute Bremsen, die sich auch feststellen lassen. Soll der Rol-

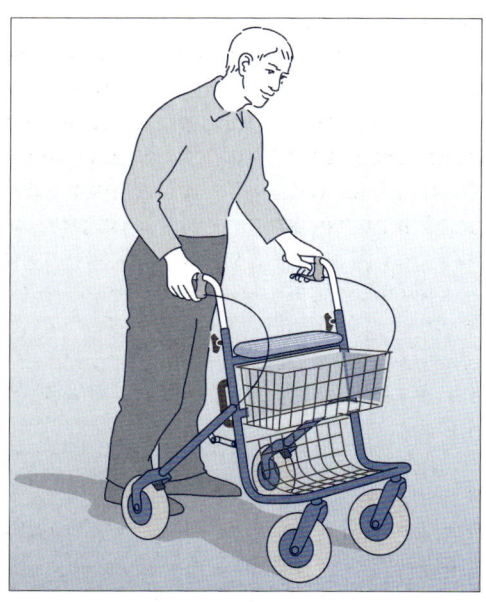

▲ Ein Rollator hilft beim Gehen.

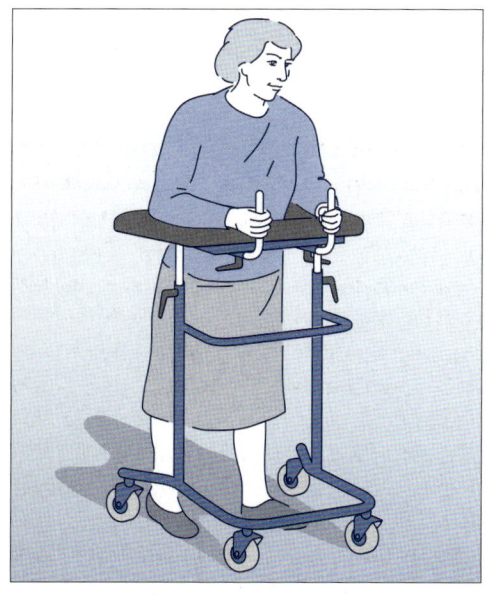

▲ Ein Gehwagen bietet größere Sicherheit als ein Rollator.

lator hauptsächlich draußen benutzt werden, ist eine Luftbereifung günstiger als Vollgummi.

Möglicherweise reicht die Unterstützung, die Ihnen ein einfacher Rollator bietet, nicht aus. Dann ist ein Gehwagen (siehe Abb.) oder ein hoher Rollator zu empfehlen, bei dem man sich mit den Unterarmen abstützen kann. Auch hierbei sollten Sie auf starke und gut funktionierende Bremsen achten.

Als weitere Alternative für Menschen mit eingeschränkter Bewegungsfähigkeit wurde der Easy-Walker entwickelt. Er bietet zusätzlich unter dem Gesäß noch eine Unterstützung. Ein Sanitätshaus kann Sie näher beraten.

All diese Gehhilfen können Sie sich von Ihrem Arzt verordnen lassen. Die Verordnung reichen Sie dann bei Ihrer Krankenkasse ein.

 ## In Bewegung bleiben

Durch eine gezielte Bewegungstherapie sollen Ihre Bewegungs- und Körperfunktionen weiterhin unterstützt werden. Darum ist es in jedem Fall ratsam, kontinuierlich – das heißt mindestens einmal wöchentlich – mit einem Krankengymnasten zu üben. Sollte der Weg zur Praxis für Sie zu umständlich oder beschwerlich sein, so erkundigen Sie sich, welche Therapeuten auch Hausbesuche machen.

Es kann auch hilfreich sein, wenn Ihr Partner bzw. ein Familienangehöriger oder eine andere Person, die Sie betreut, von einem Therapeuten sozusagen zum Co-Therapeuten angelernt wird. Das würde gewährleisten, dass Sie ebenso an den übrigen Tagen regelmäßige Unterstützung beim Üben erfahren. Gerade für Maßnahmen, die Sie nicht allein durchführen können, wie zum Beispiel das passive Durchbewegen der Gelenke, ist eine Anleitung wünschenswert. Besonders wenn Sie zeitweise unter starker Muskelspannung oder akinetischen Phasen leiden, kann das passive Bewegen aller Gelenke eine gewisse Erleichterung bringen.

Darüber hinaus beugt es einer (weiteren) Einschränkung der Gelenkbeweglichkeit vor.

Übungen zur Verbesserung der Beweglichkeit

Im Folgenden möchten wir Ihnen ein paar Übungen aufzeigen, mit denen Sie im Sitzen oder Liegen Ihre Beweglichkeit trainieren können. Durch das Bewegen regen Sie gleichzeitig auch Ihre Atmung und Ihren Kreislauf an. Suchen Sie am besten wieder mit Ihrem Bewegungstherapeuten gemeinsam ein paar geeignete Beispiele heraus und üben Sie diese zunächst mit ihm. Eventuell ist es sinnvoll, dabei Ihren Co-Therapeuten mit einzubeziehen, damit er Sie beim selbstständigen Üben unterstützen kann.

Übungen im Liegen

Zunächst stellen wir Ihnen einige Übungen vor, die Sie im Liegen ausführen können. Diese sind so gewählt, dass sie auch im Bett oder auf dem Sofa durchführbar sind.

Übrigens

Bettlägerigkeit erfordert Prophylaxe

Es kann auch vorkommen, dass die Bewegungseinschränkungen, eventuell gepaart mit zusätzlichen Erkrankungen, den Betroffenen dazu zwingen, für längere Zeit überwiegend im Bett zu liegen. In dieser Situation übernimmt die Bewegungstherapie die Aufgabe, durch prophylaktische Maßnahmen die Vitalfunktionen zu stützen. Dazu gehören im Wesentlichen:

▪ die Pneumonieprophylaxe zur Verhinderung von Lungenentzündungen,

▪ die Kontrakturprophylaxe zur Vorbeugung einer stärkeren Einschränkung der Gelenkbeweglichkeit,

▪ die Dekubitusprophylaxe zur Verhinderung des Wundliegens,

▪ die Thromboseprophylaxe.

Da diese Maßnahmen täglich, manche sogar mehrmals am Tage durchgeführt werden sollten, ist es empfehlenswert, dass ein Angehöriger oder ein anderer Betreuender vom Fachpersonal hierzu angelernt wird.

▪ Legen Sie sich auf den Rücken und unterstützen Sie den Kopf mit einem Kissen. Winkeln Sie nun abwechselnd die Beine an und strecken Sie sie wieder aus.

▪ Sie befinden sich wieder in Rückenlage und haben beide Beine aufgestellt. Strecken Sie nun abwechselnd die Beine in die Luft. Die Knie und Oberschenkel beider Beine sollen dabei auf einer Höhe bleiben.

▪ Ausgangsposition ist wieder die Rückenlage. Stellen Sie nun ein Bein auf und fahren Sie mit dem anderen Bein Fahrrad. Wiederholen Sie die Übung mit dem anderen Bein.

▪ Sie liegen auf dem Rücken. Falten Sie nun Ihre Hände und strecken Sie Ihre Arme zur Decke hoch. Von da führen Sie die Arme (mit gefalteten Händen) so weit wie möglich nach rechts und links und drehen den Kopf dabei in die gleiche Richtung mit.

▪ Sie liegen auf dem Rücken, der Kopf liegt bequem auf einem Kissen auf. Dann drehen Sie ihn langsam (und ohne ihn vom Kissen abzuheben) erst zu der einen, dann zu der anderen Seite und wieder zurück zur Mitte.

▪ Sie befinden sich in Rückenlage, Ihre Beine liegen dabei lang ausgestreckt und leicht gegrätscht und Ihre Beine und Füße bleiben während der gesamten Übungen auf der Unterlage liegen. Führen Sie nun die folgende Übungsfolge durch:

– Winken Sie mit den Füßen, ziehen Sie also die Fußspitzen einmal in Richtung Nase und strecken Sie sie dann wieder aus. Winken Sie erst mit beiden Füßen gemeinsam in dieselbe Richtung, dann gegeneinander.

– Bewegen Sie die Fußspitzen beider Füße mal zueinander, dann wieder voneinander weg.

– Kreisen Sie mit den Füßen.

Übungen im Sitzen

Diese Übungen können Sie sowohl auf einem Hocker, einem Stuhl als auch in einem Sessel ausführen. Und mit etwas Musik geht es meist noch besser.

- Tippen Sie abwechselnd mit der rechten Hand auf die linke Schulter und mit der linken Hand auf die rechte Schulter.
- Führen Sie abwechselnd mal die rechte, mal die linke Hand in Ihren Nacken, ohne dabei den Kopf zu senken.
- Ihre Füße stehen nebeneinander auf dem Boden und Sie heben abwechselnd
  – die rechte und die linke Fußspitze,
  – die rechte und die linke Ferse,
  – dann heben Sie beide Fußspitzen gemeinsam im Wechsel mit beiden Fersen.
- Strecken Sie die Beine im Wechsel nach vorn in die Luft aus. Der Oberschenkel liegt dabei auf.
- Heben Sie das rechte Bein gebeugt an, setzen Sie es ein wenig nach rechts außen und führen Sie es dann wieder zur Mitte zurück. Wiederholen Sie die Übung mit dem linken Bein in die linke Richtung.
- Nehmen Sie Ihre Hände zusammen und führen Sie eine Bewegung aus, als würden Sie sie waschen. Schütteln Sie anschließend das „Wasser" ab.
- Legen Sie Ihre Hände flach aneinander und reiben Sie die Handflächen aneinander, als wenn Sie sie wärmen wollten.

Atemübungen

Um speziell Ihre Atmung etwas mehr anzuregen, haben wir die folgenden Übungen für Sie ausgesucht. Diese Übungen sind sowohl im Sitzen als auch im Liegen durchführbar.

- Lippenbremse: Blasen Sie bei leicht aufeinander gelegten Lippen die Luft hinaus.
- Atmen Sie schnüffelnd wie ein Hund durch die Nase ein. Variieren Sie die Übung, indem Sie beim Ausatmen zuerst das eine, dann das andere Nasenloch zuhalten.
- Atmen Sie durch den Mund aus und bringen Sie dadurch ein Tuch, das von Ihnen oder Ihrem Co-Therapeuten vor Ihrem Gesicht gehalten wird, so lang als möglich zum Flattern.
- Pusten Sie wie eine Lokomotive auf sch – sch – sch – sch, bis Ihre Lunge leer ist.
- Atmen Sie schnüffelnd ein: Stellen Sie sich vor, an einer schönen, wohlduftenden Blume zu riechen und saugen Sie ihren Duft ein.
- Summen Sie beim Ausatmen auf hm – hn – l – w oder s.
- Atmen Sie tief und gleichmäßig, ohne sich dabei anzustrengen und nehmen Sie dabei die Bewegung Ihrer auf Brustkorb und Bauch liegenden Hände wahr.

Hirnoperationen – Revolutionierung der Parkinson-Therapie

Hirnoperationen bei Parkinson-Patienten haben eine bis in die erste Hälfte des letzten Jahrhunderts zurückreichende Tradition. Seinerzeit waren die Eingriffe jedoch risikoreich und nicht immer effektiv. Mit der Entwicklung wirksamer Parkinson-Medikamente in den 1960er-Jahren rückten die operativen Verfahren in den Hintergrund. Wissenschaftlicher Fortschritt und verfeinerte Operationstechniken führten nun zur Rückbesinnung auf die Operation als Behandlungsmöglichkeit.

Wenn die Medikamentenbehandlung an ihre Grenzen stößt

Mit erheblich verbesserter Operationstechnik geht die moderne Neurochirurgie heute die Parkinson-Symptome an, wenn Medikamente zur Symptomenkontrolle nicht mehr ausreichen. Das ist dann der Fall, wenn der Patient trotz bestmöglicher Medikation durch extremes Zittern, starke Wirkungsschwankungen und/oder unwillkürliche Bewegungen stark beeinträchtigt ist oder unter anhaltenden Nebenwirkungen der Medikamente leidet.

Voraussetzung für die Operation ist eine gute körperliche und geistige Verfassung. Die Altersgrenze liegt bei 70 Jahren. Es dürfen unter anderem keine Hirnabbauerscheinungen, starke Gehirnarterienverkalkung, schwere seelische Störungen oder andere erhebliche Einschränkungen durch Begleiterkrankungen vorliegen. Der Operationserfolg wird von der sorgfältigen Auswahl geeigneter Patienten mitbestimmt. Wichtig ist zum Beispiel die Vorerfahrung, die man als Patient mit L-Dopa hat. Wer im Krankheitsverlauf niemals von L-Dopa profitiert hat, wird auch von der Operation keinen Nutzen haben. Intensive, teils länger dauernde Voruntersuchungen sind erforderlich, bis über die Zweckmäßigkeit der Operation entschieden wird.

Übrigens

Der Nutzen einer Operation

Der operative Eingriff kann die Parkinson-Krankheit zwar nicht heilen, jedoch die Symptome lang anhaltend und deutlich lindern. Die Medikamentenbehandlung wird wieder erleichtert. Der Patient kommt nach einer Operation mit weniger Medikamenten aus oder aber verträgt sie wieder besser, so dass die Dosis den Erfordernissen entsprechend besser angepasst werden kann.

Stereotaktische Operationen

Ihren Namen haben diese Eingriffe von der Operationstechnik, bei der der Kopf des Patienten in ein genau angepasstes Gestell gelagert wird. Der Patient bleibt während der Operation bei Bewusstsein, da die Schmerzunempfindlichkeit des Hirngewebes keine Narkose erfordert und die aktive Mitarbeit des Patienten bei der exakten Ermittlung der Zielpunkte von größter Wichtigkeit ist. Nachdem ein kleines Bohrloch angelegt ist, werden nach genauen Vorausberechnungen und unter ständiger Kontrolle haarfeine Sonden in das Gehirn eingeführt. Diese sollen bestimmte überaktive Nervenzellansammlungen in der Tiefe des Gehirns ruhig stellen. Es handelt sich um den sogenannten Subthalamuskern. Seltener werden Anteile des sogenannten Globus pallidus oder des Thalamus operiert.

Dass die Ausschaltung bestimmter Hirnbereiche bei Parkinson-Patienten zu einer Besserung der Symptome führen kann, beruht wie so oft in der Medizin auf zufälligen Beobachtungen. Bereits James Parkinson beschrieb einen Patienten, dessen Parkinson-Symptome sich verringerten, nachdem er einen Schlaganfall erlitten hatte.

Für die Blockade überaktiver Gebiete gibt es zwei Möglichkeiten: Ein bis vor wenigen Jahren angewendetes Verfahren bestand in der Elektrokoagulation. Hierbei wurden Nervenzellen durch Hitzeeinwirkung verschmolzen, was mit einer bleibenden Gewebezerstörung einherging.

Fast ausschließlich wird heute die tiefe Hirnstimulation durchgeführt, bei der das Nervengewebe kaum beschädigt wird.

Dauerimpulse durch Hirnschrittmacher

Bei dieser Methode werden feine Elektroden stereotaktisch im Gehirn an entsprechenden Zielpunkten verankert, die durch elektrische Dauerreizung in ihrer Überfunktion ruhig gestellt werden.

Gebräuchlich für den Eingriff sind auch die Bezeichnungen Tiefenhirnstimulation oder Neurostimulation. Die Elektroden sind mit einem Impulsgeber verbunden, der ähnlich einem Herzschrittmacher unter der Haut in der Schlüsselbeingegend eingepflanzt wird. Mithilfe eines Steuermagneten kann der Patient die Elektroden selbst nach Bedarf aktivieren oder ausschalten.

Geeignet sind Hirnschrittmacher für Patienten, die unter unstillbarem Zittern, extremen Wechseln von On-off-Phasen und starker Überbeweglichkeit leiden. Die Effekte der Tiefenhirnstimulation sind beeindruckend. Die Besserung der Lebensqualität ist beachtlich und hält über Jahre an. In dieser

Übrigens

Operationsrisiken

Die Operationsrisiken sind, verglichen mit anderen Eingriffen am Gehirn, zwar gering, aber dennoch nicht zu unterschätzen: Bei ein bis drei Prozent der Patienten, denen ein Hirnschrittmacher eingesetzt wurde, kommt es durch Blutungen zu vorübergehenden oder dauerhaften Funktionseinschränkungen vor allem beim Sprechen oder Gehen. Die Operation sollte daher erst erwogen werden, wenn andere Behandlungsformen weitgehend ausgeschöpft sind.

Zeit ist eine regelmäßige Nachsorge erforderlich, wobei der behandelnde Neurologe mit einer Hirnschrittmacher-Ambulanz, zumeist an Spezialkliniken für Bewegungsstörungen, zusammenarbeitet.

Transplantation von Nervenzellen

Die Nervenzelltransplantation bei der Parkinson-Krankheit beruht auf der Vorstellung, dass die ins Gehirn eingepflanzten Zellen dort einwachsen und den normalen Weg der Dopaminwirkung im Gehirn wieder herstellen. Transplantiert wurden bisher Nervenzellen von sechs bis zehn Wochen alten Embryonen. Diese Nervenzellen entwickeln sich zu Dopamin herstellendem Nervengewebe. Bisher sind einige Hundert Patienten operiert worden, hauptsächlich in Schweden, Frankreich und den USA. Einige Verläufe waren vielversprechend, zwei klinische Studien in den USA zeigten jedoch keinen ausreichenden Effekt und neu aufgetretene Überbewegungen.

Derzeit werden experimentelle Forschungen durchgeführt, um die Wirkungsweise dieser Methode zu vertiefen und zu verbessern.

In Deutschland ist der Eingriff noch nicht zugelassen, wenngleich sich Stimmen mehren, dass diese Operation bei der ansonsten unheilbaren Erkrankung ethisch vertretbar sei.

 ## Was die Zukunft für Parkinson-Patienten erwarten lässt

Die Parkinson-Krankheit ist gegenwärtig erst erkennbar und damit behandelbar, wenn bereits ein Großteil der Nervenzellen in der Substantia nigra zugrunde gegangen ist. Weltweit wird daher nicht nur intensiv an neuen Behandlungsmöglichkeiten, sondern auch an Früherkennungsmethoden gearbeitet. Aus den Erkenntnissen der Nervenzelltransplantation erwarten die Wissenschaftler neben der Besserung der Symptome einen Wissenszuwachs über das Wesen der Parkinson-Krankheit.

Derzeit werden unterschiedliche neue Ansätze verfolgt, die Parkinson-Krankheit effektiver zu behandeln, so zum Beispiel durch die Transplantation von dopaminergen Zellkulturen, durch die genetische Veränderung von Gehirnzellen des Patienten oder durch das Einbringen von Wachstumsfaktoren in das Gehirn.

Die Entwicklung neuer Substanzen oder Therapieformen, die einen Zelluntergang aufhalten oder verhindern (Neuroprotektion), ist sicher das wichtigste Ziel in der zukünftigen Parkinson-Forschung.

An der Wissensvertiefung um die Parkinson-Krankheit, die als eine der am besten untersuchten und verstandenen neurologischen Krankheiten gilt, arbeiten Medizinwissenschaftler weltweit mit berechtigter Hoffnung.

Selbstdarstellung der Deutschen Parkinson Vereinigung

Die Deutsche Parkinson Vereinigung (dPV) stellt eine Selbsthilfevereinigung dar, die 1981 von Menschen gegründet wurde, die selbst von der Parkinson-Krankheit betroffen waren. Derzeit zählt die dPV rund 24 000 Mitglieder, die in etwa 450 lokalen Selbsthilfegruppen organisiert sind. Die Arbeit wird direkt vor Ort geleistet. Hier werden Patienten und Angehörige beraten und betreut.

Regelmäßige Treffen animieren Patienten und Angehörige, neue soziale Kontakte zu knüpfen und alte Freundschaften neu zu beleben. Gleichzeitig bieten diese Treffen ein geeignetes Forum, untereinander Erfahrungen auszutauschen. Vorträge, Referate und andere Aktivitäten bieten eine Vielzahl von Informationen und regen zu Diskussionen an. Die Möglichkeit des sich gegenseitigen Unterstützens und Ermutigens erachten wir als eines unserer zentralen Anliegen sowohl für die Patienten wie auch für deren Angehörige.

An Bedeutung haben dabei aber auch weitere Gruppen von Patienten gewonnen, die wir ebenfalls in unsere Arbeit mit einbeziehen wollen. So wie bei anderen Erkrankungen erkranken auch immer mehr jüngere Menschen an Parkinson. Etwa fünf bis zehn Prozent der Patienten erkranken vor dem 40. Lebensjahr. Sie und ihre Angehörigen treffen sich seit einigen Jahren in den sogenannten Clubs U-40, die wir auf überregionaler Ebene organisiert haben. Hier werden Aktivitäten speziell für diese Zielgruppe angeboten. Auch mit den aktuellen Fragen der Patienten setzt man sich hier auseinander.

Daneben haben wir Clubs für tiefenhirnstimulierte Patienten und deren Angehörige gegründet. Hier werden Fragen zur Operationstechnik, der Lebensführung nach der Operation usw. diskutiert und Erfahrungen ausgetauscht.

Neben diesen Aktivitäten setzen wir uns dafür ein, die ambulante und klinische Versorgung der Patienten zu verbessern. Außerdem fördern wir auf breiter Basis die Erforschung der Erkrankung, ihrer Ursachen und ihrer Behandlungsmöglichkeiten. Wir veranstalten Tagungen und Seminare für Ärzte, suchen den näheren Kontakt zu Therapeuten, Apothekern und Pflegepersonal und setzen uns für eine enge Zusammenarbeit mit der pharmazeutischen Industrie ein. Hierbei stellt ein zentraler Punkt die Öffentlichkeitsarbeit und die Kooperation mit der Politik dar.

Gerne stellen wir Ihnen auf Anfrage Informationsmaterial zur Verfügung. Wir dürfen Sie bitten, sich an die unten angegebenen Stellen zu wenden, auch wenn Sie darüber hinaus noch Fragen haben.

Bei der dPV können Sie aktuelle Bücher und Broschüren abfragen. Die dPV unterhält Telefon-Sprechstunden zu medizinischen, psychologischen und sozialrechtlichen Fragen. Auch der Dosierassistent mit „Pacingboard" ist über die dPV erhältlich.

Adressen · Register

Adressen

Deutsche Parkinson Vereinigung
Bundesverband e.V.
Moselstraße 31 · 41464 Neuss
Tel.: 0 21 31/4 10 16 oder 4 10 17
Fax: 0 21 31/4 54 45
E-Mail: info@parkinson-vereinigung.de
Internet: www.parkinson-vereinigung.de
Info-Telefon: PIT 0 18 05 19 09
Montag bis Donnerstag: 8.00 bis 16.30 Uhr
Freitag: 8.00 bis 14.30 Uhr

Schweizerische Parkinsonvereinigung
Gewerbestr. 12a · Postfach 123 · CH-8132 Egg
Tel.: 00 43/2 77 20 77 · Fax: 00 43/2 77 20 78
E-Mail: info@parkinson.ch · www.parkinson.ch

Österreichische Parkinson-Gesellschaft
Universitätsklinik für Neurologie
Abteilung für Neurorehabilitation
Allgemeines Krankenhaus Wien
Währinger Gürtel 18–20 · A-1090 Wien
Tel.: 00 43/1 4 04 00-31 20
Fax: 00 43/1 4 04 00-31 41
Internet: www.parkinson.at

Deutsche Gesellschaft für Muskelkranke e.V.
(DGM)
Im Moos 4 · 79112 Freiburg
www.dgm.org

Register

Impressum

Bibliografische Information der Deutschen Nationalbibliothek
Die Deutsche Nationalbibliothek verzeichnet diese Publikation in der Deutschen Nationalbibliografie; detaillierte bibliografische Daten sind im Internet über http://dnb.d-nb.de abrufbar.

Programmplanung: Sibylle Duelli

Redaktion: Frauke Bahle

Umschlaggestaltung: Cyclus · Visuelle Kommunikation, Stuttgart

Bildnachweis
Umschlagfoto vorn/hinten: Mauritius
Fotos im Innenteil: Jupiter Images S. 14, S. 64; ZEFA S. 122

Die abgebildeten Personen haben in keiner Weise etwas mit der Krankheit zu tun.

Zeichnungen: Christine Lackner, Ittlingen: S. 44, 67; alle anderen: Liane Hartmann, Nagold

2., überarbeitete Auflage

© 2000, 2007, TRIAS Verlag in MVS Medizinverlage Stuttgart GmbH & Co. KG
Oswald-Hesse-Straße 50, 70469 Stuttgart

Printed in Germany

Satz: Cyclus Media Produktion, Stuttgart
Druck: Grafisches Centrum Cuno, Calbe

Gedruckt auf chlorfrei gebleichtem Papier

ISBN 978-3-8304-3386-6   1 2 3 4 5 6